脑血管病
合理用药规范手册

顾问 ◎ 李春岩

主审 ◎ 高　利

主编 ◎ 王玉平

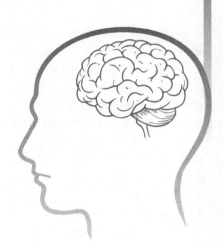

 科学技术文献出版社
SCIENTIFIC AND TECHNICAL DOCUMENTATION PRESS

·北京·

图书在版编目（CIP）数据

脑血管病合理用药规范手册 / 王玉平主编. -- 北京：
科学技术文献出版社，2024.12（2025.4重印）. -- ISBN 978-7
-5235-2099-4

Ⅰ. R743.05-62

中国国家版本馆 CIP 数据核字第 2024SB4227 号

脑血管病合理用药规范手册

策划编辑：袁婴婴　责任编辑：袁婴婴　责任校对：张吲哚　责任出版：张志平

出 版 者	科学技术文献出版社	
地　　址	北京市复兴路15号　　邮编 100038	
编 务 部	(010) 58882938，58882087（传真）	
发 行 部	(010) 58882868，58882870（传真）	
邮 购 部	(010) 58882873	
官 方 网 址	www.stdp.com.cn	
发 行 者	科学技术文献出版社发行　全国各地新华书店经销	
印 刷 者	北京虎彩文化传播有限公司	
版　　次	2024 年 12 月第 1 版　2025 年 4 月第 2 次印刷	
开　　本	787×960　1/32	
字　　数	148 千	
印　　张	9.5	
书　　号	ISBN 978-7-5235-2099-4	
定　　价	69.00元	

编委会

前 言

脑血管病是常见的神经内科疾病，也是我国中老年人群的常见病、多发病，50% ～ 70% 的患者会遗留严重残疾。近年来，该病呈上升和低龄化趋势，农村地区也日益突出，是目前导致人类死亡的三大主要疾病之一，因此，脑血管病不仅严重危害人民的健康和生活质量，同时也给社会和家庭带来沉重的负担，是重要的公共卫生挑战。各级医院脑血管病诊治能力能否提高，是与国计民生密切相关的重要问题。

近年来，国家不断增加对脑血管病防治的投入，现代医学研究不断深入，对于中成药在脑血管病防治中的认识亦日新月异。然而，目前脑血管病的管理依然存在以下两项不足。

第一，对脑血管病的认识不足：脑卒中是一类多因素疾病，随着对病因学的认识不断拓宽，新的危险因素不断被发现，但仍有许多未知数。本病具有明显的地域、种族、年龄、性别等差异，但往往在临床诊疗中没有得到足够的重视。

第二，对脑血管病的治疗不足：目前不少临床医生的诊疗思路缺乏整体观和个体化意识；用药往往比较机械和教条。以目前急性缺血性脑卒中治疗为例，无视患者的个体差异和病情、病程变化，简单地将双重抗血小板加他汀类药物作为常规用药，在片面强调药物有效性的同时，出现了个体有效性下降并增加了副作用的情况。

依据临床研究证据和临床指南、共识，结合专家经验，针对脑血管病患者的具体情况，规范使用中西医药物治疗是目前临床用药的基本原则。在常规治疗基础上适当选用中成药治疗有助于减轻脑血管病患者症状，改善预后。

特别需要强调的是，结合我国国情，将中医的整体观和辨证施治与西医的循证医学有效结合，形成独特的中西医结合脑血管病管理体系是推动脑血管病防治实现实质性突破的重要途径。要做到合理使用中成药，首先应根据中医八纲辨证并结合各项理化检查对患者进行中西医结合分型，为便于临床重复可分为痰热型（属热）、痰湿型（属虚）、气虚型（属虚）和阴虚型（属热），根据证型选择适宜的中成药，是获得理想疗效的中西医结合诊疗思路。

"工欲善其事，必先利其器。" 我们精心编写《脑血管病用药规范手册》一书，旨在提升广大一线医生对脑血管病的诊治能力，切实将中西医治疗有机结合，实现预防、治疗与康复管理的融合，构建具有中国特色的脑血管病管理模式。期望这本书能够成为各级医院年轻医生规范使用脑血管病治疗药物的得力助手，充分发挥预防为主以及中西医结合的理念优势，为降低我国脑血管病发病率和致残率、减轻脑血管病所带来的负担贡献力量。

目录

缺血性脑血管病的药物治疗

第一节 短暂性脑缺血发作

短暂性脑缺血发作（transient ischemic attack，TIA）指由于脑或视网膜局灶性缺血所致的、不伴急性脑梗死（既往也称脑梗塞）的短暂性神经功能缺损发作。TIA 的临床症状一般多在 1 小时内恢复，不遗留神经功能缺损症状和体征，且影像学上没有急性脑梗死的证据。

一、病因与发病机制

有关 TIA 的病因和发病机制的学说很多，其中包括微栓塞、血流动力学改变、血液成分改变等。

二、临床表现

TIA 多发生于老年人，男性高于女性。起病突然，迅速出现局灶性神经系统或视网膜功能的缺损，一般多在 1 个小时内恢复，不遗留神经功能缺损体征。TIA 具有发作性、短暂性、可逆性、反复性的临床特征。

（一）颈内动脉系统 TIA

（1）常见症状：病变对侧发作性的肢体单瘫、偏瘫和面瘫，病变对侧单肢或偏身麻木。

（2）特征性症状：病变侧单眼一过性黑蒙或失明，对侧偏瘫及感觉障碍；同侧 Horner 征，对侧偏瘫及感觉障碍；优势半球受累可出现失语，非优势半球受累可出现体象障碍。

（3）可能出现的症状：病灶对侧同向性偏盲。

（二）椎－基底动脉系统 TIA

（1）常见症状：最常见的症状是眩晕、恶心和呕吐，大多数不伴有耳鸣，为脑干前庭系统缺血的表现。少数伴有耳鸣，少数后循环缺血患者表现为孤立性眩晕。

（2）特征性症状和体征：交叉性感觉障碍和脑神经交叉性瘫痪是椎－基底动脉系统 TIA 的特征性症状。一侧或两侧视力障碍或视野缺损是大脑后动脉缺血所致。

（3）可能出现的症状和体征：脑干和小脑缺血也可引起相关症状，如复视、交叉性感觉障碍、眼震、脑神经交叉性瘫痪、吞咽困难和构音障碍、共济失调及平衡障碍、意识障碍等。

三、辅助检查

（1）常规化验：如血常规、凝血功能、血糖和血脂等检测。

（2）心电图及超声心动图：有助于判断是否有心源性栓子的可能。

（3）头部 CT 和 MRI：TIA 患者应尽快进行头部 CT 或 MRI 检查，一般头部 CT 和 MRI 检查多正常。急性期 TIA 需与缺血性脑梗死相鉴别，MRI 弥散加权成像（diffusion weighted imaging，DWI）有助于发现新发梗死灶。在 TIA 发作时，灌注加权成像（perfusion weighted imaging，PWI）可显示脑局部缺血性改变。

（4）经颅多普勒（transcranial doppler，TCD）和颈动脉超声：通过 TCD 检查可监测微栓子，能发现狭窄或闭塞的颅内大动脉，并判断其狭窄程度，可评估侧支循环的代偿情况，了解脑血流循环状况。通过颈动脉超声对颈部动脉和椎 - 基底动脉的颅外段检查，可发现动脉硬化斑块并判断斑块性质。

（5）血管造影：磁共振血管造影（magnetic resonance angiography，MRA）和 CT 血管造影（computed tomography angiography，CTA）是无创性血管成像技术，可以初步了解脑部血管狭窄等情况。数字减影血管造影（digital subtraction angiography，DSA）检查是评估颅内外血管病变最为准确的诊断方法。

四、诊断及鉴别诊断

(一) 诊断

多数 TIA 患者就诊时临床症状已经消失, 故诊断主要依靠病史。中老年人突然出现局灶性脑损害症状, 符合颈内动脉系统与椎 – 基底动脉系统及其分支缺血后的表现, 持续数分钟或数小时后完全恢复, 应高度怀疑为 TIA。如头部 CT 和 MRI 正常或未显示责任病灶, 在排除其他疾病后, 即可诊断为 TIA。

(1) 临床诊断步骤: ①是否为 TIA。②哪个系统的 TIA。③病因、发病机制分类。④ TIA 危险因素评估。

(2) 危险分层: TIA 患者发生脑卒中风险高, 一些临床特征如年龄、症状持续时间及糖尿病等与脑卒中风险密切相关。根据以上特征制定的相应评分可对 TIA 患者的脑卒中发生风险进行分层, 常用的有 ABCD 评分系统, 包括 ABCD、ABCD 2、ABCD 3 及 ABCD 3-I (表 1-1)。对疑似 TIA 患者应进行全面的检查和评估 (图 1-1)。

表 1-1 ABCD 评分系统

危险因素	评估标准	分值			
		ABCD	ABCD 2	ABCD 3	ABCD 3-I
年龄（A）	≥ 60 岁	1	1	1	1
血压（B）	收缩压 ≥ 140 mmHg 或舒张压 ≥ 90 mmHg	1	1	1	1
临床症状（C）	单侧无力	2	2	2	2
	不伴无力的言语障碍	1	1	1	1
症状持续时间（D）	≥ 60 分钟	2	2	2	2
	10 ～ 59 分钟	1	1	1	1
糖尿病（D）	有		1	1	1
双重 TIA（7天内）（D）	有	–	–	2	2
影像检查（I）	同侧颈动脉狭窄 ≥ 50%	–	–	–	2
	DWI 检查出现高信号				2
总分值		0 ～ 6	0 ～ 7	0 ～ 9	0 ～ 13

注：各个评分结果均按总得分为低危、中危及高危。

"–" 表示相应评分不包括此项目。

ABCD 评分：低危 0 ～ 2 分、中危 3 ～ 4 分、高危 5 ～ 6 分。

ABCD 2 评分：低危 0 ～ 3 分、中危 4 ～ 5 分、高危 6 ～ 7 分。

ABCD 3 评分：低危 0 ～ 3 分、中危 4 ～ 5 分、高危 6 ～ 9 分。

ABCD 3-I 评分：低危 0 ～ 3 分、中危 4 ～ 7 分、高危 8 ～ 13 分。

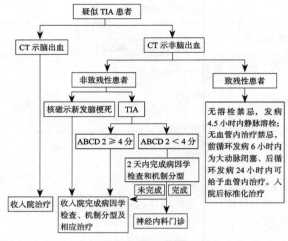

图 1-1　TIA 患者分诊流程

（二）鉴别诊断

鉴别诊断包括部分性癫痫、梅尼埃病、良性发作性位置性眩晕、偏头痛、多发性硬化、某些颅内的占位性病变、低血糖、低血压、慢性硬膜下血肿和小灶性脑出血等。

五、治疗

TIA 是脑卒中的高危因素，应给予足够重视，积极筛查病因及危险因素，全面评估，积极给予相应治疗，同时应遵循个体化原则。

（一）药物治疗

1. 抗栓治疗

对于非心源性 TIA 患者，建议给予口服抗血小板药物而非抗凝药物预防脑卒中复发及其他心血管事件的发生。阿司匹林（50 ~ 325 mg/d）或氯吡格雷（75 mg/d）单药治疗均可以作为首选抗血小板药物。阿司匹林抗血小板治疗的最佳剂量为 75 ~ 150 mg/d。阿司匹林（25 mg）+ 缓释型双嘧达莫（200 mg，2 次/日）或西洛他唑（100 mg，2 次/日）均可作为阿司匹林和氯吡格雷的替代治疗药物。根据替格瑞洛与阿司匹林治疗急性缺血性脑卒中与 TIA 的研究（acute stroke or transient ischaemic attack treated with aspirin or ticagrelor and patient outcomes，SOCRATES）结果表明，非心源性高危 TIA 患者（ABCD 2 评分 ≥ 4 分），发病 24 小时内给予替格瑞洛治疗，其安全性与阿司匹林无异，但有效性并不优于阿司匹林。因此，抗血小板药物应在患者危险因素、费用、耐受性和其他临床特性的基础上进行个体化选择。

发病在 24 小时内，具有脑卒中高复发风险（ABCD 2 评分 ≥ 4 分）的急性非心源性 TIA 患者，应尽早给予阿司匹林联合氯吡格雷治疗 21 天，此后阿司匹林或氯吡格雷单药均可作为长期二级预防一线用药。新发 TIA 和轻型缺血性脑卒中的血小板抑制治疗研究（platelet-oriented inhibition in new TIA and minor ischemic stroke，POINT）结果表明，阿司匹林联合氯吡格雷治疗 90 天，可以降低非心源性高危 TIA 患者 90 天时联合心血管事件的发生风险，但同时也增加了出血事件的发生率。因此，非心源性高危 TIA 患者，急性期给予阿司匹林联合氯吡格雷治疗以 21 天为宜。

发病 30 天内伴有症状性颅内动脉严重狭窄（狭窄率 70% ～ 99%）的 TIA 患者，应尽早给予阿司匹林联合氯吡格雷治疗 90 天，此后阿司匹林或氯吡格雷单药均可作为长期二级预防一线用药。伴有主动脉弓动脉粥样硬化斑块证据的 TIA 患者，推荐抗血小板及他汀类药物治疗。口服抗凝药物与阿司匹林联合氯吡格雷药物治疗效果的比较尚无肯定结论。非心源性 TIA 患者，不推荐常规长期应用阿司匹林联合氯吡格雷抗血小板治疗。常用抗血小板药物使用注意事项见表 1-2，具体抗血小板药物使用方法参照本书脑梗死药物治疗。

表 1-2　常用抗血小板药物使用注意事项

药物	用药剂量	注意事项
阿司匹林	抗血栓作用，一般小剂量使用，每天 80 ～ 300 mg，1 次 / 日	阿司匹林还可能导致支气管痉挛并引起哮喘发作，因此，需要考虑患者是否合并哮喘
氯吡格雷	通常推荐成人 75 mg，1 次 / 日	可能导致出血、血小板减少，不能与 CYP2C19 代谢药物

续表

药物	用药剂量	注意事项
双嘧达莫	血栓栓塞性疾病、TIA 和缺血性脑卒中患者推荐应用本药，剂量均为 25～100 mg/ 次，3～4 次/日（最好用缓释制剂，200 mg/次，2 次/日），并联合应用小剂量阿司匹林（25 mg）。用于体外循环防止血小板聚集者：术前 2 天开始，400 mg/d，3 次分服	治疗血栓栓塞性疾病时，本药剂量应不少于 400 mg/日，分 4 次口服，否则抗血小板作用不明显；与阿司匹林合用时需减量，如阿司匹林口服 1 g/日，则双嘧达莫量应不超过 100 mg/日。禁忌证为出血；副作用为头晕、头痛、恶心、呕吐
替格瑞洛	该药物的起始剂量单次为 180 mg，以后每次可以服用 90 mg，2 次/日	替格瑞洛换用氯吡格雷时需要口服负荷量；反之，起始 180 mg 后，正常 90 mg，2 次/日。下一次口服正常剂量即可
西洛他唑	50～100 mg/ 次，2 次/日，年轻患者可根据症状必要时适当增加剂量	目前西洛他唑主要用于动脉硬化闭塞的治疗，现国内无注射用药，禁忌证为出血及充血性心力衰竭

对于心源性栓塞性 TIA、伴有心房颤动（包括阵发性）的患者，推荐口服适当剂量的华法林抗凝治疗，预防再发的血栓栓塞事件。此外，因华法林起效缓慢，如需快速达到抗凝效果，可同时应用普通肝素 3 天或 5 天后改为 2.5～5 mg 维持，参考国际标准化比值（international normalized ratio，INR）调整剂量，使 INR 控制在 2.0～3.0。一般是

初始给药后 2 ～ 3 天监测 1 次（门诊患者可适当延长至数天或 7 天监测 1 次），稳定后 7 天监测 1 次，连续复查都达标的话可改为 1 个月监测 1 次，最长不超过 3 个月监测 1 次。新型口服抗凝剂可作为华法林的替代药物，新型口服抗凝剂包括达比加群酯（150 mg bid）、利伐沙班（20 mg qd）、阿哌沙班（5 mg bid），以及依度沙班（60 mg qd），选择何种药物应考虑个体化因素。伴有心房颤动的 TIA 患者，若不能接受口服抗凝药物治疗，推荐应用阿司匹林单药治疗，也可以选择阿司匹林联合氯吡格雷抗血小板治疗。伴有心房颤动的 TIA 患者，应根据缺血的严重程度和出血转化的风险，选择抗凝时机。建议出现神经功能症状者，14 天内给予抗凝治疗预防脑卒中复发，对于出血风险高的患者，应适当延长抗凝时机。

　　TIA 患者，尽可能接受 24 小时的动态心电图检查。对于原因不明的患者，建议延长心电监测时间，以确定有无抗凝治疗指征。伴有急性心肌梗死的 TIA 患者，影像学检查发现左心室附壁血栓形成，推荐给予至少 3 个月的华法林口服抗凝治疗（目标 INR 为 2.5；范围 2.0 ～ 3.0）。如无左心室附壁血栓形成，但发现前壁无运动或异常运动，也应考虑给予 3 个月的华法林口服抗凝治疗（目标 INR 2.5；范围 2.0 ～ 3.0）。对于有风湿性二尖瓣病变但无心房颤动及其他危险因素（如颈动脉狭窄）的 TIA 患者，推荐给予华法林口服抗凝治疗（目标 INR 为 2.5；范围 2.0 ～ 3.0）。对于已使用华法林抗凝治疗的风湿性二尖瓣疾病患者，发生 TIA 后，不应常规联用抗血小板治疗。但在使用足量的华法林治疗过程中仍出现缺血性脑卒中或 TIA 时，可加用阿司匹林抗血小板聚集治疗。

不伴有心房颤动的非风湿性二尖瓣病变或其他瓣膜病变（局部主动脉弓钙化、二尖瓣环钙化、二尖瓣脱垂等）的 TIA 患者，可以考虑抗血小板聚集治疗。对于植入人工心脏瓣膜的 TIA 患者，推荐给予长期华法林口服抗凝治疗。对于已经植入人工心脏瓣膜的既往有 TIA 病史的患者，若出血风险低，可在华法林抗凝的基础上加用阿司匹林。具体抗凝药物使用方法参照本书有关抗凝药物使用方法。常用口服抗凝药使用注意事项见表 1-3。

表 1-3　常用口服抗凝药物使用注意事项

药物	用药剂量	注意事项
华法林	第 1～3 天的口服剂量为 3～4 mg/日，体弱和糖尿病的老年患者可以服用一半剂量，即时检查 INR 应调整为 2～3 次	华法林过量可能会引发出血，对于过量的程度不同，所采取的措施也有所区别，有出血时停用华法林，使用维生素 K_1 拮抗，必要时可输注新鲜冰冻血浆、凝血酶原复合物、重组凝血因子 VII a 等，出血稳定后再评估服用华法林的必要性；无出血时 INR ＜ 5，可适当降低华法林的剂量或停用 1 次，并监测 INR；INR ＞ 5，建议停用华法林
达比加群酯	口服 300 mg/日，或口服每粒 150 mg 的胶囊，2 次/日，应坚持终身治疗。80 岁以上的老年患者，用药剂量为 220 mg/日，也可以口服每粒 110 mg 的胶囊，2 次/日	①服药时须饮用足量水（100 mL 以上），服药后保持直立或坐位 30 分钟以上，餐时或餐后即刻服用。②一旦发生食管损伤，轻者在纠正服药方式后可以继续治疗，进食流食，严重者应该停用该药或改用其他抗凝药物治疗，且应该暂时禁食
利伐沙班	口服 10 mg/次，1 次/日	无论空腹还是饱腹状态，10 mg 利伐沙班的剂量生物利用度均较高，且食物对其血药峰浓度无明显影响；但是在与食物同时服用的情况下，利伐沙班的吸收与剂量成正比，相同剂量在高脂肪、高热量膳食中的吸收最佳

2. 脂代谢紊乱治疗

对于非心源性 TIA 患者，无论是否伴有其他动脉粥样硬化证据，推荐给予强化他汀类药物长期治疗以减少脑卒中和心血管事件风险。有证据表明，当低密度脂蛋白胆固醇（low-density lipoprotein cholesterol，LDL-C）下降 $\geqslant$ 50% 或低密度脂蛋白（low-density lipoprotein，LDL）$\leqslant$ 70 mg/dL（1.8 mmol/L）时，二级预防更为有效。对于 LDL-C $\geqslant$ 100 mg/dL（2.6 mmol/L）的非心源性 TIA 患者，推荐强化他汀类药物治疗以降低脑卒中和心血管事件风险；对于 LDL-C < 100 mg/dL（2.6 mmol/L）的 TIA 患者，目前尚缺乏证据，推荐强化他汀类药物治疗。

由颅内大动脉粥样硬化性狭窄（狭窄率 70% ~ 99%）导致的 TIA 患者，推荐强化他汀类药物长期治疗以减少脑卒中和心血管事件风险，推荐目标值为 LDL-C $\leqslant$ 70 mg/dL（1.8 mmol/L）。颅外大动脉狭窄导致的 TIA 患者，推荐强化他汀类药物长期治疗以减少脑卒中和心血管事件。长期使用他汀类药物治疗总体上是安全的。他汀类常用药物包括阿托伐他汀、瑞舒伐他汀、辛伐他汀、普伐他汀、洛伐他汀、氟伐他汀和匹伐他汀等。洛伐他汀、辛伐他汀的血浆峰浓度出现于服后 1 ~ 4 小时，两者又属于亲脂性内酯环型结构，食物可提高药物的生物利用度，因此服用时间为晚餐时最佳。普伐他汀、氟伐他汀、匹伐他汀的 $t_{1/2}$ 分别为 1.5～2.0 小时、0.5～1.2 小时、4.0 小时，三者兼具脂溶性和水溶性，口服不受食物影响，因此三者的服用时间为睡前服用。阿托伐他汀与瑞舒伐他汀的 $t_{1/2}$ 为 20 小时，两者的吸收也不受食物影响，因此服用不受时间和食物限制，一日内任何时间服用均可。辛伐他汀剂量为 10 mg/次，1 次/日；普伐他汀剂量为 10～20 mg/次，1 次/日；阿托伐他汀剂量为 10 mg/次，1 次/日，起始剂量为每天 10 mg，强化量为 40～80 mg/次；瑞舒伐他汀剂量 5～40 mg/次，1 次/日，开始治疗时应从 5 mg 开始，强化量为 20～40 mg。

有脑出血病史的非心源性 TIA 患者应权衡风险和获益合理使用。他汀类药物治疗期间，如果监测指标持续异常并排除其他影响因素，或出现与指标异常相应的临床表现，应及时减药或停药观察（参考：转氨酶超过 3 倍正常值上限，应减药观察；心肌酶超过 5 倍正常值上限，应停药观察）；老年人或合并严重脏器功能不全的患者，初始剂量不宜过大。他汀类药物治疗期间需定期监测肝肾功能，洛伐他汀、辛伐他汀、阿托伐他汀口服后主要经肝脏代谢和消除，因此有肝病史的患者应慎用。而轻度、中度肾功能不全者无须调整剂量。氟伐他汀是他汀类药物中唯一主要经 CYP2C9 代谢的药物。普伐他汀不经肝细胞酶（CYP3A4）代谢，经双通道清除，对于肝肾功能不全者可以代偿改变代谢途径而清除，因此适用于肝或肾功能不全者。瑞舒伐他汀经肝肾代谢，适用于轻度肝肾功能不全者。匹伐他汀经肝脏代谢，肝功能异常者慎用。普伐他汀代谢不需要肝药酶参与，因此药物相互作用发生率最低。瑞舒伐他汀药物和匹伐他汀相互作用发生率较低，匹伐他汀的环丙基侧链使其避免经过 CYP3A4 代谢，仅有极少部分经 CYP2C9 代谢。相反，辛伐他汀和洛伐他汀药物相互作用发生率最高。有的他汀类药物经 CYP3A4 代谢，如阿托伐他汀会竞争性增加其他经此酶代谢药物的血药浓度。为避免此类药物相互作用，可更换为不经此酶代谢的其他他汀类药物，如氟伐他汀，或错开给药时间。TIA 患者的他汀类药物个体化治疗原则总结见表 1-4。

表 1-4　TIA 患者的他汀类药物个体化治疗原则

TIA 类型	LDL-C 目标值	药物强度
非心源性 TIA 患者（无论是否伴有其他动脉粥样硬化证据）	降低 ≥ 50% 或 ≤ 1.8 mmol/L	强化他汀类药物长期治疗以减少脑卒中的风险；二级预防
非心源性 TIA 患者	≥ 2.6 mmol/L	强化他汀类药物治疗以降低脑卒中风险
	< 2.6 mmol/L	目前缺乏证据推荐强化他汀类药物治疗

续表

TIA 类型	LDL-C 目标值	药物强度
由颅内大动脉粥样硬化性狭窄（狭窄率 70%～90%）导致的 TIA 患者	≥ 1.8 mmol/L	强化他汀类药物长期治疗以减少脑卒中的风险
颅外大动脉狭窄导致的 TIA 患者	—	
有脑出血病史的非心源性 TIA 患者	—	权衡获益和风险合理使用（但总体上长期使用是安全的）

3. 钙通道阻滞剂

钙通道阻滞剂能阻止细胞内钙超载，增加血流量，改善微循环。相关药物有尼莫地平 20～40 mg，3 次 / 日；盐酸氟桂利嗪 5～10 mg，每日睡前口服 1 次，建议服用时间＜2 个月，长期服用可能出现抑郁、锥体外系反应和其他严重不良反应，如果出现应及时停药，本品禁用于急性脑出血性疾病、有抑郁症病史、帕金森病或其他锥体外系疾病症状的患者。

4. 中医药治疗

中西药治疗疾病的理念不同，中药是通过药物调理失衡的阴阳使其达到新的平衡，而西药多是根据症状、体征及理化检查结果给予靶向用药。故可根据患者具体情况给予中药或西药，亦可联合应用。

颈内动脉系统 TIA 和椎 – 基底动脉系统 TIA 虽危险因素大致相同，但因症状、体征不一，中医常把前者归属于中风范畴并常将其称之为小中风，而一般把后者归属于眩晕范畴。

短暂性脑缺血发作的机制与脑梗死大同小异，因症状及体征既不恒定又无确切病灶，故病理损伤较脑梗死轻微。但即便如此，临床用药也应遵循辨证施治的原则，对于手术和介入治疗后的患者亦应辨证加中药以整体调理。

辨证分型及用药一般可参考急性脑梗死。因 TIA 患者病理损伤较轻，临床痰热证表现多不明显，而气虚证及痰湿证多见，具体用药可参考如下品种。

（1）无论颈内动脉或基底动脉系统 TIA，除神经科症状、体征，外症见面色无华、神疲乏力、短气懒言、动则易汗、喜暖怕凉、手足不温或凉、大便软或不爽等属气虚证，如伴有血管内、中膜增厚者，可酌情选用培元通脑胶囊、川蛭通络胶囊、龙生蛭胶囊、稀莶通栓胶囊、龙血通络胶囊、心通口服液。伴有记忆减退、行动迟缓、乏力、怕冷者首选培元通脑胶囊。

（2）属气虚证但不伴有血管内、中膜增厚的颈内动脉或基底动脉系统 TIA 可酌情选用脉络通颗粒（脉络通主要用于气虚血瘀的脑梗死或 TIA，所以脉络通可用于椎－基底动脉供血不足的 TIA，也可以用于颈动脉狭窄引起的 TIA）、丹灯通脑软胶囊、脑安滴丸 / 脑安胶囊、复方苁蓉益智胶囊、消栓肠溶胶囊、龙加通络胶囊。

（3）气虚证患者若伴有血清叶酸数值偏低或同型半胱氨酸偏高，可在上述基础上加用叶酸。

（4）属气虚证需输液者可选用银杏二萜内酯葡胺注射液、苏泰舒血宁注射液、刺五加注射液。

（5）患者的整体状况以气虚证或痰湿为主要表现的可选豨莶通栓胶囊。

（6）以头晕或眩晕为主要症状的 TIA 患者具有热像证候者可在西药基础上加用牛黄上清丸（大蜜丸）。

辨证使用上述药物原则上应根据说明书中注明的剂量。临床用药需根据患者具体情况决定单独使用中成药或与相关西药联合应用。在西药对因治疗效果不明显时，辨证加用中药常可获得较好疗效。

实践证明，对于介入及手术后患者同时或术后辨证加用中成药或中药汤剂进行整体调理，可提高介入及手术的成功率及改善证候。

（二）病因治疗

对 TIA 患者要积极查找病因，针对可能存在的脑血管病危险因素，如高血压、糖尿病、血脂异常、心脏疾病等进行积极有效的干预治疗。同时应建立健康的生活方式，合理运动，避免酗酒，适度降低体重等。病因治疗是预防 TIA 复发的关键。

1. 高血压

既往未接受降压治疗的 TIA 患者，发病数天后如果收缩压≥ 140 mmHg 或舒张压≥ 90 mmHg，应启动降压治疗；对于血压＜ 140/90 mmHg 的患者，其降压获益并不明确。既往有高血压病史且长期接受降压药物治疗的 TIA 患者，如果没有绝对禁忌，发病后数天应重新启动降压治疗。由于颅内大动脉粥样硬化性狭窄（狭窄率为 70%～99%）导致的 TIA 患者，推荐将收缩压降至 140 mmHg 以下、舒张压降至 90 mmHg 以下。由于低血流动力学原因导致的 TIA 患者，应权衡降压速度与幅度对患者耐受性及血流动力学的影响。抗高血压药物种类和剂量的选择及降压目标值应个体化，全面考虑药物、脑卒中的特点和患者三方面因素。

2. 脂代谢异常

详见药物治疗中"脂代谢紊乱治疗"部分。

3. 糖代谢异常和糖尿病

TIA 患者糖代谢异常的患病率高，糖尿病和糖尿病前期是缺血性脑卒中患者复发或死亡的独立危险因素，临床医生应加强对 TIA 患者血糖管理的重视。TIA 患者发病后均应接受空腹血糖、糖化血红蛋白（HbA1c）监测，无明确糖尿病病史的患者在急性期后应常规接受口服葡萄糖耐量试验来筛查糖代谢异常和糖尿病。对糖尿病或糖尿病前期患者进行生活方式和（或）药物干预能减少缺血性脑卒中和 TIA 事件的发生率，推荐 HbA1c 治疗目标为 < 7%。降血糖方案应充分考虑患者的临床特点和药物的安全性，制定个体化的血糖控制目标，要警惕低血糖事件带来的危害。

TIA 患者在控制血糖水平的同时，还应对患者的其他危险因素进行全面综合的管理。伴有胰岛素抵抗的 TIA 患者可以根据个体化情况给予口服吡格列酮预防脑卒中的发生，但要注意治疗带来的骨折等风险。新证据：研究表明，伴有胰岛素抵抗的患者脑卒中发生风险显著升高，且伴有胰岛素抵抗的急性缺血性脑卒中患者溶栓后预后不良。最新公布的脑卒中后胰岛素抵抗干预试验（insulin resistance intervention after stroke，IRIS）研究表明，对于伴有胰岛素抵抗的非糖尿病缺血性脑卒中/TIA 患者，糖尿病药物吡格列酮较安慰剂更有可能降低其脑卒中或心肌梗死（myocardial infarction，MI）发生的风险，但该治疗会出现体重增加、水肿，以及有需要手术或住院治疗的骨折风险，因此应采取个体化治疗。

4. 吸烟

建议有吸烟史的缺血性脑卒中或 TIA 患者戒烟，不吸烟者应避免被动吸烟，远离吸烟场所。可能有效的戒烟手段包括劝告、应用尼古丁替代产品或口服戒烟药物。

5. 睡眠呼吸暂停

鼓励有条件的单位对 TIA 患者进行睡眠呼吸监测，使用持续正压通气（continuous positive airways pressure，CPAP）可以改善合并睡眠呼吸暂停综合征的 TIA 患者的预后，可考虑对这些患者进行 CPAP 治疗。

6. 高同型半胱氨酸血症

高同型半胱氨酸血症是脑卒中的独立危险因素，需降低同型半胱氨酸浓度，改善血管内皮功能，抑制血管平滑肌增殖迁移，抑制脂质过氧化，减少泡沫细胞形成，延缓动脉粥样硬化的发生、发展。《中国临床合理补充叶酸多学科专家共识》综合整理了国内外公开发表的文章，推荐每日服用 0.8 mg 叶酸联合维生素 B_{12} 可以达到最佳的降低同型半胱氨酸的作用，即每日补充 0.8 mg 斯利安叶酸，可以科学合理地降低同型半胱氨酸，预防脑卒中突发。

（三）手术和介入治疗

常用的方法包括颈动脉内膜切除术（carotid

endarterectomy，CEA）和皮腔内成形术（percutaneous transluminal angioplasty，PTA）。

1. 颈动脉颅外段狭窄

（1）对于近期发生 TIA 合并同侧颈动脉颅外段中、重度狭窄（50% ～ 99%）的患者，如果预计围手术期死亡和脑卒中复发风险＜ 6%，推荐进行 CEA 或颈动脉支架置入术（carotid artery stenting，CAS）治疗，但其选择应依据患者个体化情况决定。

（2）颈动脉颅外段狭窄程度＜ 50% 时，不推荐行 CEA 或 CAS 治疗。

（3）当 TIA 患者有行 CEA 或 CAS 治疗指征时，如果无早期再通禁忌证，应在 2 周内进行手术。

（4）颅外椎动脉狭窄伴有症状性颅外椎动脉粥样硬化狭窄的 TIA 患者，内科药物治疗无效时，可选择支架置入术作为内科药物治疗的辅助技术手段。

2. 锁骨下动脉狭窄和头臂干狭窄

（1）锁骨下动脉狭窄或闭塞引起后循环缺血症状（锁骨下动脉盗血综合征）的 TIA 患者，如果标准内科药物治疗无效，且无手术禁忌，可行支架置入术或外科手术治疗。

（2）颈总动脉或头臂干病变导致的 TIA 患者，内科药物治疗无效，且无手术禁忌，可行支架置入术或外科手术治疗。

3. 颅内动脉狭窄

对于症状性颅内动脉粥样硬化性狭窄 ≥ 70% 的 TIA 患者，在标准内科药物治疗无效的情况下，可选择血管内介入治疗作为内科药物治疗的辅助技术手段，但对于患者的选择应严格且慎重。

非致残性缺血性脑血管病溶栓治疗虽然可能获益，但证据不充分，因此医生应根据患者实际情况个体化选择是否进行溶栓治疗。

（朱润秀　高利）

第二节　动脉粥样硬化性脑梗死

脑卒中是我国成年人致死和致残的首位原因，发病率为每年 246.8/10 万，死亡率为每年 114.8/10 万。脑梗死在我国占脑卒中的 69.6% ～ 70.8%。动脉粥样硬化是脑梗死最常见的病因分型。

一、病因及发病机制

（一）病因

动脉粥样硬化是本病的病因，主要发生在管径约 500 μm 以上的动脉，好发于颈动脉起始段、颈内动脉近分叉处和虹吸段、大脑中动脉起始段、椎动脉、基底动脉和主动脉弓。危险因素包括年龄、高血压、糖尿病、高脂血症、高同型半胱氨酸血症、吸烟等。

（二）发病机制

发病机制包括 5 种：①原位血栓形成。②动脉 – 动脉栓塞。③斑块内破裂出血。④低灌注。⑤载体动脉病变堵塞穿支动脉。由于以上机制导致脑血循环障碍，使脑血流灌注下降，进而导致脑血管供血区缺血缺氧，最终导致脑组织坏死而出现神经缺损症状。

二、临床表现

（一）一般表现

动脉粥样硬化性脑梗死常见于 60 岁以上患者，多有高血压病、糖尿病、高脂血症等危险因素。多在安静或睡眠中发病，部分患者发病前有 TIA 前驱症状，发病后病情于数小时至数天内达到高峰，神经缺损症状取决于梗死灶的位置和大小。

（二）定位

1. 颈内动脉系统（占 80%）

（1）颈内动脉闭塞：表现有三偏征、双眼向病灶侧凝视、Broca 失语或体象障碍，并有强握反射及精神症状。

（2）大脑中动脉闭塞：皮质支闭塞表现为病

灶对侧偏瘫（足部不受累）、对侧偏身感觉障碍、双眼向病灶侧凝视，优势半球受累可有 Broca 失语，非优势半球受累可有体像障碍。穿通支闭塞表现为病灶对侧轻偏瘫、对侧偏身感觉障碍、对侧同向性偏盲，优势半球受累可有皮质下失语。

（3）大脑前动脉闭塞：皮质支闭塞表现为病灶对侧下肢瘫，可伴感觉障碍、强握反射及精神症状。穿通支闭塞表现为对侧中枢性面舌瘫和上肢近端轻瘫。

2. 椎－基底动脉系统（占 20%）

（1）大脑后动脉闭塞：表现为病灶对侧同向性偏盲、偏身感觉障碍，优势半球受累可有失读、失认及命名性失语等。

（2）椎－基底动脉闭塞：基底动脉闭塞表现为脑干梗死，出现眩晕、恶心、呕吐、四肢瘫痪、共济失调、中枢性呼吸障碍等。可因受累的部位不同而表现为闭锁综合征、脑桥腹内侧综合征、脑桥腹外侧综合征、基底动脉尖综合征、延髓背外侧综合征等。

三、辅助检查

（一）头部 CT

首选的影像学检查，头部 CT 可快速排除脑出血及其他非血管性疾病（如肿瘤）。急性脑梗死在

CT 上可出现五大征象：血管高密度征、岛带征、豆状核模糊、灰白交界模糊、沟回消失。

（二）头部 MRI

头部 MRI 可显示早期缺血性梗死，梗死灶在 T_1 中呈低信号、T_2 中呈高信号、DWI 中呈高信号、ADC 中呈低信号、FLAIR 中呈高信号。DWI 可在症状出现数分钟内就显示缺血灶。

（三）灌注成像

CT 灌注成像和 MRI 灌注加权成像中的脑血流量（cerebral blood flow，CBF）/ 脑血容量不匹配提示存在缺血半暗带。CBF < 6 ~ 8 cm^3/（100 g/min）提示为核心梗死区，CBF 为 10 ~ 20 cm^3/（100 g/min）提示为缺血半暗带。而灌注加权成像与 DWI 不匹配也能提示可能存在的缺血半暗带的大小。

（四）血管检查

颈动脉彩超检查可发现颅外血管斑块、狭窄、闭塞。TCD 可检查颅内血流、微栓子和监测治疗效果，但是受技术水平和骨窗影响较大。CTA、MRA、DSA 检查可发现血管狭窄、闭塞及评估侧支循环状态，并为血管内治疗提供依据，血管狭窄率 > 70% 建议评估风险后行血管内治疗。MRA 和 CTA 对远端或分支显示不清。DSA 属于有创检查，是血管病变检查的金标准。Hr-MRI 血管壁成像可显示血管壁特征，为脑梗死分型和明确发病机制提供帮助。

四、诊断及鉴别诊断

（一）诊断

诊断流程：①是否为脑卒中？②是否为缺血性脑卒中？③脑卒中严重程度（神经功能评价量表评估）？④能否行溶栓治疗或血管内取栓治疗？⑤结合病史、实验室、脑病变和血管病变等资料进行病因分型（多采用 TOAST 分型），是否为动脉粥样硬化性脑梗死？

中老年患者在睡眠中或安静时起病，迅速出现局灶性神经功能缺损症状和体征，症状和体征能用某一动脉供血区功能损伤解释，头部 CT 排除脑出血和其他病变，影像学检查证实有与脑梗死神经功能缺损相对应的颅内或颅外大动脉狭窄＞50% 或闭塞，且大脑皮质、脑干、小脑或皮质下梗死灶的直径＞ 1.5 cm，同时血管病变符合动脉粥样硬化改变，并排除心源性栓塞所致的脑梗死。

（二）鉴别诊断

（1）脑出血：两者临床表现相似，但是脑出血通常是在活动中起病，且进展较快，并有头痛、呕吐等颅内高压症状，且发病时血压明显升高，可通过头部 CT 鉴别。

（2）心源性栓塞型脑梗死：常有房颤或有栓子来源的疾病，梗死灶范围不能用某一动脉供血区解释，累及多个动脉供血区，或出现神经功能缺损症状在发病早期迅速缓解。

（3）颅内占位性病变：颅内占位性病变可呈脑卒中样发病，头部 CT 和 MRI 可鉴别。

五、治疗

（一）一般处理

1. 呼吸

保持呼吸道通畅，必要时吸氧、气道支持或辅助呼吸，维持氧饱和度 > 94%。

2. 心脏监测及心脏病变处理

发病 24 小时内应常规进行心电图检查，有条件时行 ≥ 24 小时的心电监护，以便早期发现阵发性房颤等心脏病变，避免或慎用增加心脏负担的药物。

3. 体温控制

体温 > 38℃的患者应给予退热措施。寻找和处理发热原因，对中枢性发热患者，应以物理降温为主，如存在感染应给予抗感染治疗。

4. 血压控制

（1）对于急性缺血性脑卒中患者，如伴有其他合并症（如合并急性冠状动脉事件、急性心力衰竭、主动脉夹层、溶栓后症状性颅内出血、子痫或先兆子痫等）可早期启动降压治疗，初始血压水平降低 15% 可能是安全的。

（2）准备静脉溶栓及血管内治疗者，血压应控制在 180/105 mmHg 以内。静脉溶栓后 24 小时内血压控制在 180/105 mmHg 以内。血管内治疗血管开通后建议将收缩压控制在 140 mmHg 以下。

（3）发病 24 小时内血压升高者，应先处理疼痛、恶心、呕吐、焦虑、躁动、颅内压增高等情况。发病 72 小时内如出现收缩压≥ 220 mmHg 或舒张压≥ 120 mmHg，或伴有严重心功能不全、主动脉夹层、高血压脑病者，可选用拉贝洛尔、尼卡地平等静脉药物微量泵输入，在发病 24 小时内降压一般不应超过原有血压水平的 15%。

（4）通常发病 24 小时后血压可反应发病前的血压，脑梗死病情稳定后，若血压持续≥ 140/90 mmHg，可起病数天后恢复使用发病前服用的降压药物或开始启动降压治疗。可优先考虑长效钙通道阻滞剂和血管紧张素受体阻滞剂。

（5）脑梗死后低血压应积极寻找并处理原因，可输注 0.9% 氯化钠溶液纠正低血容量。

（6）急诊再灌注治疗的急性脑梗死患者的高血压处理方案。

1）除血压＞ 185/110 mmHg 外，其他条件均符合急诊再灌注治疗指征：①拉贝洛尔：10 ～ 20 mg，静脉注射，1 ～ 2 分钟注完，可重复 1 次。②或尼卡地平：5 mg/h，静脉滴注，每隔 5 ～ 15 分钟增加 2.5 mg/h，最大剂量为 15 mg/h，达到目标血压后，调整速度以保持合理血压。③或氯维地平 $1 \sim 2\,mg/h$，静脉滴注，可滴定加量，每 $2 \sim 5$ 分钟加量 1 倍至达到目标血压，最大剂量 $21\,mg/h$。如果血压不能保持在 $\leqslant 185/105\,mmHg$，则不应使用阿替普酶。

2）溶栓或其他急性再灌注治疗期间或治疗后的血压管理，保持血压 $\leqslant 180/105\,mmHg$。溶栓后监测血压，每 5 分钟 1 次，持续 2 小时；之后每 30 分钟 1 次，持续 6 小时；之后再每小时 1 次，持续 16 小时。

3）如果收缩压为 $180 \sim 230\,mmHg$ 或者舒张压为 $105 \sim 120\,mmHg$：①拉贝洛尔 10 mg，静脉推注，之后持续静脉泵入 $2 \sim 8\,mg/min$。②或尼卡地平 5 mg/h，静脉滴注，可滴定加量，每 $5 \sim 15$ 分钟加量 2.5 mg/h 至达到目标效果，最大剂量 $15\,mg/h$。③或氯维地平 $1 \sim 2\,mg/h$，静脉滴注，可滴定加量，每 $2 \sim 5$ 分钟剂量加倍至达到目标血压；最大剂量 $21\,mg/h$；

4）如果血压不能控制或舒张压 $> 140\,mmHg$，可考虑静脉注射硝普钠。

5. 血糖

血糖 $> 10\,mmol/L$ 可给予胰岛素治疗，并尽可能地将血糖控制在 $7.8 \sim 10\,mmol/L$；血糖 $< 3.3\,mmol/L$ 时可给予 10% $\sim$ 20% 葡萄糖溶液口服或静脉注射。

（二）血管再通或血运重建治疗

脑梗死的常用药物及用法用量如表 1-5 所示。

表 1-5　脑梗死的常用药物及用法用量

作用机制	药物	用法用量
静脉溶栓	阿替普酶（rt-PA）	0.9 mg/kg，10% 在 1 分钟内静脉推注，持续滴注 1 小时
	尿激酶	100 万～150 万 IU 溶于 100～200 mL 生理盐水中，持续静脉滴注 30 分钟
抗栓治疗	阿司匹林	100 mg/ 次，1 次 / 日
	氯吡格雷	75 mg/ 次，1 次 / 日
	吲哚布芬	100 mg/ 次，2 次 / 日
	西洛他唑	100 mg/ 次，2 次 / 日
调脂治疗	阿托伐他汀	20～40 mg/ 次，1 次 / 日
	瑞舒伐他汀	10～20 mg/ 次，1 次 / 日
改善循环	丁苯酞氯化钠注射液	25 mg/ 次，2 次 / 日
	丁苯酞胶囊	0.2 g/ 次，3 次 / 日
神经保护	依达拉奉右莰醇注射液	15 mL 加入 100 mL 生理盐水中，30 分钟内滴完，2 次 / 日
	依达拉奉注射液	30 mg 加入 100 mL 生理盐水中，30 分钟内滴完，3 次 / 日

1. 静脉溶栓

静脉溶栓是血管再通的首选方法，药物包括重组组织型纤溶酶原激活剂（recombinant tissue plasminogen activator，rt-PA）和尿激酶。

（1）rt-PA 静脉溶栓：症状出现 4.5 小时内的患者，应按照适应证和禁忌证严格筛选患者，尽快给予 rt-PA 静脉溶栓治疗。

1）使用方法：rt-PA 0.9 mg/kg（最大剂量为 90 mg）静脉滴注，其中 10% 在最初 1 分钟内静脉推注，其余持续滴注 1 小时，用药期间及用药 24 小时内应严密监护患者，定期行血压和神经功能检查。低剂量用法：rt-PA 0.6 mg/kg（最大剂量为 60 mg），其中总量的 15% 在最初 1 分钟内静脉推注，剩余的 85% 以输液泵入，持续滴注 1 小时。

2）适应证：①急性脑梗死导致的神经功能缺损症状。②症状出现 < 4.5 小时。③年龄 ≥ 18 岁。④患者或家属签署知情同意书。

3）禁忌证：①颅内出血（包括脑实质出血、脑室内出血、蛛网膜下腔出血、硬膜下 / 外血肿等）。②既往有颅内出血史。③颅内肿瘤、巨大颅内动脉瘤。④近 3 个月有严重头颅外伤史或脑卒中史。⑤近 3 个月有颅内、椎管内手术。⑥近 2 周内有大型外科手术。⑦近 3 周内有胃肠或泌尿系统出血。⑧活动性内脏出血。⑨主动脉弓夹层。⑩近 1 周内有在不易压迫止血部位的动脉穿刺。⑪血压升高，收缩压 ≥ 180 mmHg 或舒张压 ≥ 100 mmHg。⑫急性出血倾向，包括血小板计数 < 100×10^9/L 或其他情况。⑬24 小时内接受过肝素治疗。⑭口服抗凝剂且 INR > 1.7 或 PT > 15 秒。⑮48 小时内使用凝血酶抑制剂或 Xa 因子抑制剂，或各种敏感的实验室检查异常（如 APTT、INR、血小板计数、ECT、TT 或 Xa 因子活性测定等）。⑯血糖＜ 2.8 mmol/L 或＞ 22.22 mol/L。⑰头部 CT 或 MRI 提示大面积梗死（梗死面积＞ 1/3 大脑中动脉供血区）。

4）相对禁忌证

症状出现＜ 3 小时者：①轻型非致残性脑卒中或症状快速改善的脑卒中。②惊厥发作后出现的神经功能损害症状（与此次脑卒中发生相关）。③颅外段颈部动脉夹层。④近 2 周内严重外伤（未伤及头颅）。⑤近 3 个月内有心肌梗死史。⑥孕产妇。⑦痴呆。⑧既往疾病遗留较重神经功能残疾。⑨未破裂且未经治疗的动静脉畸形、颅内小动脉瘤（＜ 10 mm）。⑩少量脑内微出血（1 ～ 10 个）。⑪使用违禁药物。⑫类脑卒中。

症状出现 3 ～ 4.5 小时者：在症状出现＜ 3 小时的基础上增加两点：①使用抗凝药物，INR ≤ 1.7，PT ≤ 15 秒。②严重脑卒中 [美国国立卫生研究院卒中量表（national institute of health stroke scale，NIHSS）评分＞ 25 分]。

（2）尿激酶静脉溶栓：症状出现 6 小时内，应按照适应证和禁忌证严格筛选患者。

1）使用方法：100 万～ 150 万 IU，溶于 100 ～ 200 mL 生理盐水中，持续静脉滴注 30 分钟，用药期间应严密监护患者。

2）适应证：①有缺血性脑卒中导致的神经功能缺损症状。②症状出现＜6小时。③年龄18～80岁。④意识清楚或嗜睡。⑤脑 CT 无明显早期脑梗死低密度改变。⑥患者或家属签署知情同意书。

3）禁忌证：同症状出现＜3小时使用 rt-PA 者。由于缺乏进一步临床研究，尿激酶静脉溶栓的适应证、禁忌证及相对禁忌证的修订或更新有待进一步研究。

（3）静脉溶栓的监护及处理

1）患者收入重症监护病房或脑卒中单元进行监护。

2）定期进行血压和神经功能检查，静脉溶栓治疗中及结束后2小时内，每15分钟进行1次血压监测和神经功能评估，然后每30分钟1次，持续6小时，以后每小时1次直至治疗后24小时。

3）如出现严重头痛、高血压、恶心或呕吐，或神经症状体征恶化，应立即停用溶栓药物并行脑部 CT 检查。

4）如收缩压≥180 mmHg 或舒张压≥100 mmHg，应增加血压监测次数，并给予降压药物。

5）鼻饲管、导尿管及动脉内测压管在病情许可的情况下应延迟安置。

6）溶栓24小时后，给予抗凝药或抗血小板药物前应复查头部 CT/MRI。

2. 血管内介入治疗

血管内介入治疗包括血管内机械取栓（时间窗为 6 ～ 24 小时）、动脉溶栓（时间窗为 6 小时）、血管成形术（包括球囊扩张和支架置入术）等。综合考虑发病时间、病变血管部位、病情严重程度后决定患者是否接受血管内机械取栓治疗。

（三）抗栓治疗

1. 抗血小板治疗

未行静脉溶栓或血管内取栓者，尽早使用抗血小板治疗，发病 24 小时内 NIHSS 评分 ≤ 3 分或 ABCD 2 评分 ≥ 4 分者，使用双重抗血小板治疗 21 天，然后再使用单抗血小板治疗。伴有症状性颅内动脉严重狭窄（狭窄率＞ 70%）者，给予双重抗血小板治疗 90 天。静脉溶栓者，溶栓 24 小时后再使用抗血小板治疗。如无禁忌证和药物副作用，抗血小板药应长期服用。

（1）阿司匹林：血栓素 A_2（thromboxane A_2，TXA_2）抑制剂，阻断环氧化酶 – 花生四烯酸途径，抑制 TXA_2 形成。

1）用法用量：口服，急性期 150 ～ 300 mg/d，二级预防 50 ～ 300 mg/d，常用剂量 100 mg/ 次，1 次 / 日。

2）用药注意事项：①出血性疾病患者禁用。②妊娠的最后 3 个月禁用。③活动性消化性溃疡禁用，胃十二指肠溃疡史慎用。④严重的肾功能、肝功能、心功能衰竭禁用。⑤禁止与氨甲蝶呤合用。⑥止痛药、抗炎药、抗风湿药过敏者慎用（交叉过敏）。⑦严重葡萄糖 -6- 磷酸脱氢酶（G-6-PD）缺乏症患者慎用（可能诱导溶血性贫血）。⑧支气管哮喘者慎用（可诱发阿司匹林哮喘）。⑨痛风者慎用。

（2）氯吡格雷：选择性地抑制二磷酸腺苷（adenosine diphosphate，ADP）与血小板受体的结合及继发的 ADP 介导的糖蛋白 Ⅱb/ Ⅲa 复合物活化，因此该药可抑制血小板聚集。

1）用法用量：口服 75 mg/ 次，1 次 / 日。

2）用药注意事项：①出血性疾病患者禁用。②严重肝损伤者禁用。③噻吩并吡啶过敏者慎用（交叉过敏）。

（3）吲哚布芬：通过以下机制发挥抗血小板聚集作用：①可逆性抑制血小板环氧化酶，使 TXA_2 生成减少。②抑制 ADP、肾上腺素和血小板活化因子、胶原和花生四烯酸诱导的血小板聚集。③降低血小板三磷酸腺苷、血清素、血小板因子 -3、血小板因子 -4 和 β - 凝血球蛋白的水平，降低血小板黏附性。

1）用法用量：口服 100 mg/ 次，2 次 / 日。

2）用药注意事项：①出血疾病患者禁用。

②孕妇及哺乳期妇女禁用。③65岁以上老年患者用药剂量减半或慎用。④有胃肠道活动性病变者慎用。⑤使用非甾体抗炎药的患者慎用。

（4）西洛他唑：本药通过抑制血小板及血管平滑肌内磷酸二酯酶活性，从而增加血小板及平滑肌内环磷酸腺苷浓度，发挥抗血小板作用及血管扩张作用。

1）用法用量：口服100 mg/次，2次/日。

2）用药注意事项：①出血性疾病患者禁用。②孕妇及哺乳期妇女禁用。③口服抗凝药或已服用抗血小板药物者慎用。④严重肝肾功能不全者慎用。⑤有严重合并症，如恶性肿瘤患者慎用。⑥白细胞减少者慎用。⑦本药有升高血压的副作用，服药期间应加强原有抗高血压的治疗。

（5）奥扎格雷氨丁三醇：对于不能耐受阿司匹林、氯吡格雷或口服吞咽困难的患者，可选用奥扎格雷氨丁三醇进行抗血小板治疗。奥扎格雷氨丁三醇为血栓烷合成酶抑制剂，通过抑制 TXA_2 的产生及促进前列环素的生成而改善两者间的平衡失调，具有抗血小板聚集和扩张血管作用，同时抑制大脑血管痉挛，增加大脑血流量，改善大脑内微循环障碍和能量代谢异常。适用于治疗急性缺血性脑卒中和脑卒中所伴随的运动障碍，改善患者的神经功能和运动功能。

2. 抗凝治疗

一般不推荐急性期使用，对少数特殊患者（如放置心脏机械瓣膜、高凝状态、静脉血栓形成者）需进行综合评估，如出血风险较小和（或）致残性脑栓塞风险高，可在充分沟通后谨慎选择使用。对于合并房颤的患者，可在发病后 4～14 天开始口服抗凝治疗。抗凝药能通过干扰凝血途径的某些环节而阻止血液凝固，药物主要包括间接凝血酶抑制剂（普通肝素、低分子肝素、类肝素）、直接凝血酶抑制剂（阿加曲班、比伐卢定）、维生素 K 拮抗剂（华法林）及新型口服抗凝剂（达比加群酯、利伐沙班、阿哌沙班、艾多沙班）等。维持 INR 在 2.0～3.0。

禁忌证：①出血倾向。②消化性溃疡病史。③血压＞180/100 mmHg。④严重糖尿病和其他严重肝肾功能不全。⑤临床不能除外脑出血者。

3. 降纤治疗

对不适合溶栓并经过严格筛选的脑梗死患者，特别是高纤维蛋白原血症者可选用降纤治疗，包括降纤酶、巴曲酶、蚓激酶、蕲蛇酶等。

（四）调脂药物治疗

他汀类药物竞争性抑制羟甲戊二酰辅酶 A 还原酶活性，减少肝内胆固醇的合成。细胞内胆固醇浓度的降低，可诱导肝细胞表面的低密度脂蛋白受体表达增多，从而从血液中摄取 LDL-C 增加，使 LDL-C 和其他含载脂蛋白 B 的脂蛋白（包括富含 TG 的颗粒）血浆浓度降低。

（1）发病前已服用他汀类药物调脂或抗动脉粥样硬化治疗的缺血性脑卒中患者，在急性期继续服用。发病前未服用他汀类药物的患者，推荐院内尽早启动他汀类药物治疗，同时需坚持控制饮食和改善生活方式。

（2）动脉粥样硬化性脑梗死属于动脉粥样硬化性心血管疾病（atherosclerotic cardiovascular disease，ASCVD）极高危人群，无论胆固醇水平是否正常，均建议长期使用他汀类药物治疗以降低血管性事件复发风险。

（3）临床上依据患者血脂基线水平起始应用中等强度他汀类药物，根据个体调脂疗效和耐受情况，适当调整剂量，若胆固醇水平不达标，与其他调脂药物联合应用，可获得安全有效的调脂效果。

（4）如果使用最大耐受剂量的他汀和依折麦布治疗后，LDL-C 水平仍 ≥ 70 mg/dL（1.8 mmol/L），加用前蛋白 PCSK9 抑制剂是合理的，但长期（＞3 年）使用的安全性尚未确定。

（5）目标值：LDL-C 目标值 < 1.8 mmol/L（70 mg/dL）或至少降低 50%。如基线 LDL-C 已达到该目标值，仍需要使 LDL-C 进一步降低 30%。

（6）用药注意事项：①肌肉症状是最常见的不良反应，横纹肌溶解症是最严重的并发症（肌痛、肌红蛋白尿、肌酸激酶升高到正常上限的10倍以上）。②注意肝损伤，谷丙转氨酶升高到正常上限的3倍者，应减量或停药。③强化他汀类治疗会轻微增加糖尿病新发率。④活动性肝病者禁用阿托伐他汀。⑤重度肾功能损伤者禁用瑞舒伐他汀。

（五）扩容治疗

对于低血压或脑血流低灌注所致的急性脑梗死，如分水岭梗死可考虑扩容治疗，有严重脑水肿及心功能衰竭的患者不推荐。

（六）其他改善脑循环药物治疗

1. 丁苯酞／丁苯酞氯化钠注射液

该药可改善脑缺血区微循环，促进缺血区血管新生，增加缺血区脑血流。

（1）用法用量：脑梗死发病后48小时内开始给药。静脉滴注，25 mg（100 mL）/次，2次/日，每次滴注时间不少于50分钟，两次用药时间间隔不少于6小时，疗程14天。

（2）用药注意事项：①心动过缓、病窦综合征患者慎用。②肝功能损害者慎用。③有严重出血倾向者慎用。④肌酐清除率＜30 mL/min的患者慎用。

2. 人尿激肽原酶／胰激肽原酶肠溶片

该药改善脑动脉循环，激活纤溶酶，降低血黏度；激活磷脂酶 A2 有防止血小板聚集、血栓形成等作用。

（1）用法用量：口服，一次 120 ～ 240 单位（一次 1 ～ 2 片），每日 360 ～ 720 单位（3 次 / 日），空腹服用。

（2）用药注意事项：①不能与蛋白酶抑制剂同时用。②本品与血管紧张素转化酶抑制剂（angiotension converting enzyme inhibitors，ACEI）有协同作用。

（七）神经保护治疗

1. 依达拉奉（具有抗氧化和清除自由基作用）

（1）用法用量：一次 60 mg，加入适量生理盐水中稀释后静脉滴注，30 分钟内滴完，每天 1 次，一个疗程 14 天。尽可能在发病后 24 小时内开始给药。

（2）用药注意事项：①轻、中度肾功能损害的患者慎用。②肝功能损害患者慎用。③心脏疾病患者慎用。④高龄患者慎用。⑤孕妇及哺乳期妇女禁用。

2. 依达拉奉右莰醇

（1）用法用量：一次 15 mL，加入 100 mL 生理盐水中稀释后静脉滴注，30 分钟内滴完，每天 2 次，一个疗程 14 天。应在发病后 48 小时内开始给药。

（2）用药注意事项：①轻、中度肾功能损害的患者慎用。②肝功能损害患者慎用。③心脏疾病患者慎用。④高龄患者慎用。

（八）急性期并发症的处理

（1）脑水肿与颅高压：避免头颈部过度扭曲、激动、用力、呼吸道不通畅、咳嗽、便秘等引起颅内压增高的情况。已出现颅内压增高者，可抬高床头 15° ～ 30° ，可进一步用甘露醇、高张盐水、甘油果糖、呋塞米等治疗。必要时可行去骨瓣减压术。

（2）梗死后出血性转化：停用抗栓治疗等致出血药物，待病情稳定后 10 天至数周后开始抗栓治疗。

（3）癫痫：不推荐预防性治疗，一旦出现痫性发作，可给予丙戊酸钠或苯妥英钠、卡马西平等一线抗癫痫治疗，但不建议长期抗癫痫治疗。脑梗死后 2 ～ 3 个月再发癫痫者应常规抗癫痫治疗。

（4）肺炎：早期处理误吸和吞咽困难，怀疑有肺炎的发热患者应给予抗感染治疗。

（5）排尿障碍与尿路感染：尽早康复治疗，尽量避免留置尿管，间歇性导尿和酸化尿液可减少尿路感染，尿路感染者应给予抗感染治疗。

（6）深静脉血栓形成（deep venous thrombosis,

DVT）和肺栓塞（pulmonary embolism，PE）者鼓励尽早活动、抬高下肢，不推荐预防性抗凝治疗，已发生 DVT 及 PE 高危者，可给予低分子肝素（4000 IU，皮下注射，1 次／日）或普通肝素治疗，如有禁忌证，可用抗血小板药替换。

（7）压疮：对活动受限的瘫痪患者定期翻身以防止皮肤受压，易出现压疮者建议使用特定的床垫、轮椅坐垫和座椅。

（8）营养支持和饮食：采用饮水试验进行吞咽功能评估，如伴有吞咽困难，在发病 7 天内接受肠内营养治疗，吞咽功能短期不能恢复者，可留置胃管治疗，长期不能恢复者可行胃造口进食。

（9）脑梗死后情感障碍评估患者心理状态，如有焦虑或抑郁状态，可请心理专科医生协助诊疗。

（10）脑梗死后认知障碍药物方面主要有胆碱酯酶抑制剂（包括多奈哌齐、卡巴拉汀、加兰他敏等）、盐酸美金刚等。

（九）中西医结合治疗

现代医学对脑梗死的研究已有深入了解，治疗方法和用药几经更新虽取得了较好疗效，但缺乏整体观和辨证施治思路，且千篇一律的治疗方法也暴露了其不足及常见副作用。中医治疗脑梗死积累了丰富的经验，但因辨证不具备统一的标准而不宜重复和推广。因此，将中医和西医的诊疗思路与用药理念相结合、辨病与辨证相结合（辨证应与现代理化检查结果相结合），其结合的结果应既能使广大西医同道理解、接受，又不失去中医的内涵。这样的诊疗模式不但可以丰富临床医生的诊疗技能，还有望为合理使用中成药提供参考依据。

1. 中西医结合四型分法及用药

对于脑梗死的治疗，无论病因如何，病灶大小均应辨证用药。脑梗死中西医结合四型分法及用药如表 1-6 所示。

对于证候特点不明显，不易辨证者，静脉滴注药可用三七制剂（包括血栓通注射液、血塞通注射液、复方血栓通胶囊、三七通舒胶囊、血塞通滴丸）等。对于急性脑梗死患者，无论辨证属于哪型，有溶栓或取栓适应证者应首选溶栓或取栓治疗，同时还应给予中药以进行整体调理，从而提高疗效并减少副作用。

表 1-6 脑梗死中西医结合四型分法及用药

分类	描述	参考项目	中药注射剂	中成药	中药汤剂	注意
脑梗死痰热证	除神经系统症状体征外兼有心烦或躁动、恶热喜凉、渴喜冷饮、口干口苦、口臭、便干而臭或不便、舌苔黄厚、舌体暗红、双手脚皮温偏热	血清炎性因子升高、血象或红细胞沉降率亦可轻度升高	可选用苦碟子注射液、清开灵注射液、醒脑静注射液、疏血通等注射液	可选用安宫牛黄丸或安脑丸等凉性药、重症首选安宫牛黄丸	清热解毒、化痰通络(通腑)类	镇用川芎嗪或银杏叶注射液等温药，若条件有限必应用时应同时加用清热药，如半枝莲、胆南星等
脑梗死痰湿证	除神经系统症状体征外兼有面色晦暗、口淡纳呆、头身沉重、脘腹痞满、二便不爽、舌苔白润或滑腻、舌体暗淡或而胖	双手脚掌侧潮汗，尿中常有泡沫，部分患者血清嗜酸细胞可增高，急性期血清炎性因子亦可轻度升高	可选用川芎嗪、银杏叶类注射液，包括：银杏二萜内酯葡胺注射液、苏合香血宁注射液、银杏达莫注射液、金纳多等	可选用二陈丸、华佗再造丸、苏合香丸等，意识障碍者首选苏合香丸	芳香健脾、理气化浊类	慎用醒脑静、清开灵注射液等凉药，若条件有限必应用时应同时加用健脾化湿药，如广陈皮、半夏、云苓等

续表

分类	描述	参考项目	中药注射剂	中成药	中药汤剂	注意
脑梗死气虚证	除神经系统症状、体征外兼有面色无华、神疲乏力、短气懒言,动则易汗,喜暖怕凉,手足不温或凉,大便软或不实,舌苔白润,舌体暗淡或有齿痕	手足癣、手脚掌侧皮肤发黄或角化过度,可有血清叶酸、维生素 B_{12} 降低,同型半胱氨酸升高	可选用川芎嗪注射液、苏泰舒血宁注射液、灯盏细辛注射液、参芎葡萄糖注射液等	可选用消栓肠溶胶囊、华佗再造丸等	补阳还五汤等温补类加减	慎用醒脑静、疏血通注射液等凉药,若条件有限必要时应同用加用益气温阳药,如桂枝、生黄芪等
脑梗死阴虚证	除神经系统症状、体征外兼有额面潮红、心烦不寐、眩晕耳鸣、口干、盗汗、手足心热、舌苔白或黄、少津、舌体瘦小、舌体暗红	可伴有心理障碍,血黏度或血清炎性因子稍高	可选用丹参类注射剂(包括注射用丹参多酚酸盐、复方丹参注射液、丹参酮 II A 磺酸钠注射液、丹红注射液等)。	可选用杞菊地黄丸、强力定眩片等	滋阴清热类	慎用参附注射液、川芎嗪注射液等温热药,若条件有限应同时加用滋阴清热药,如麦门冬、石斛、元参等

2. 针对危险因素治疗的中成药

（1）高血压：对于高血压的治疗属热证者可选用如下药物。

● 松龄血脉康胶囊：具有平肝潜阳、镇心安神的功效，每次口服 3 粒，每日 3 次。

● 牛黄上清丸（大蜜丸）：采用体外培育的牛黄上清丸与常规降压药物联合用药，能够辅助降低肝火上炎型原发性高血压患者的血压，同时针对患者存在的头痛、眩晕、烦躁易怒等中医临床症状具有显著的改善作用。口服，1 袋 / 次，每日 2 次。

● 牛黄降压丸：清心化痰，镇静降压，用于阴虚阳亢型高血压引起的头眩晕、心烦易怒、心悸失眠等症状。口服，一次 1～2 丸，每日 1 次。

● 强力定眩片：具有定眩、降压、降脂等作用，适用于高血压、动脉硬化、高脂血症，以及由这些疾病引起的头痛、头晕、目眩、耳鸣和失眠等症状。每次口服 4～6 片，每日 3 次。

● 龙胆泻肝丸：具有清肝火、泻湿热的作用，适用于体质壮实、面红目赤、烦躁不安、大便秘结、头痛头晕较剧甚至呕吐、抽搐等肝火较盛的高血压患者。每次口服 6 g，每日 2 次。

● 安脑丸：具有醒脑安神、豁痰开窍、改善头痛眩晕等功效，联合西医常规治疗肝阳上亢证、痰浊内蕴的高血压患者，在治疗临床总有效率、改善脑功能和日常生活质量方面具有一定的疗效，且安全性较好。每次口服 3 ～ 6 g，每日 2 次。

（2）高纤维蛋白原血症：可以考虑加用降纤药物，如巴曲酶、降纤酶、蚓激酶等，按说明服用。

（3）高脂血症：对于高脂血症患者可选用中药丹七降脂丸、血脂平胶囊、血脂宁丸、血脂康胶囊、通脉降脂片、健脾降脂颗粒等，按说明服用。

（4）高同型半胱氨酸血症：可每日用斯利安叶酸片 0.8 mg 加健脾益气、理气和中、温中健脾中成药或中药汤剂。

（5）心源性栓塞：对于心源性栓塞性患者，无论属哪型均可加用稳心颗粒，按说明服用。

（6）颅内动脉狭窄：无论属于哪型均可选择加用脉血康胶囊、脑血康胶囊、血府逐瘀胶囊及大黄䗪虫丸（伴有便秘者更佳），按说明服用。

（7）脑梗死后抑郁：可考虑在常规治疗基础上给予柴胡疏肝散、逍遥散、疏肝解郁汤、舒肝解郁胶囊等疏肝解郁类中药，按说明服用。

（8）脑梗死后认知障碍：可考虑在常规治疗基础上给予中药培元通脑胶囊、复方苁蓉益智胶囊、脑安滴丸 / 脑安胶囊、养血清脑颗粒等，按说明服用。

3. 中药治疗作用解析

（1）松龄血脉康胶囊：主要成分有鲜松叶、

葛根、珍珠层粉，具有平肝潜阳、镇心安神的功效，可应用于高血压病及原发性高脂血症患者。三者配伍可活血祛瘀，改善血液黏稠，恢复血管弹性，改善临床头痛、眩晕、失眠、心悸、急躁易怒等症状。一项多中心、随机、双盲双模拟、非劣设计的临床研究证实，与对照组氯沙坦钾相比较，主要疗效指标坐位舒张压平均下降幅度相似。原发性高血压患者的 Meta 分析结果显示，在对照组常规降压药（包括 CCBs、ACEIs、ARBs）的基础上，加用松龄血脉康胶囊，可显著降低患者诊室血压和 24 小时动态血压，同时改善患者血脂异常，并改善患者症状。

（2）银杏叶类制剂：主要成分为银杏叶提取物，如苏泰舒血宁注射液（10 mL/支），具有活血化瘀通络的功效，用于瘀血阻络引起的胸痹心痛、中风、半身不遂、舌强语謇；冠心病、稳定型心绞痛、脑梗死见上述证候者。此类制剂具有抗心肌缺血及缺血再灌注损伤，抗动脉粥样硬化，抑制心室重构，抗脑缺血及缺血再灌注损伤，改善认知障碍的药理作用；临床可用于治疗冠心病心绞痛、原发性高血压、高脂血症与颈动脉粥样硬化等心血管疾病、缺血性脑卒中及脑卒中后认知障碍、2型糖尿病及并发症。

（3）三七总皂苷制剂：主要成分为三七总皂

苷，具有活血祛瘀、通脉活络的功效，用于脑络瘀阻、中风偏瘫、心脉瘀阻、胸痹心痛、脑血管病后遗症及以冠心病、心绞痛见上述证候者。口服制剂有抗脑缺血、抗心肌缺血、降低血黏度、改善微循环等作用；注射剂型可用于视网膜中央静脉阻塞见瘀血阻络证者，其具有抗脑缺血、抗心肌缺血、改善血液流变性和降血脂等作用，临床可用于治疗心血管疾病，如高脂血症、高黏血症、高血压、冠心病、不稳定型心绞痛、预防冠脉术后再狭窄、肺源性心脏病、心力衰竭等。

（4）水蛭类制剂：主要成分为水蛭，具有活血化瘀、破血散结的功效，用于中风、半身不遂、口眼歪斜、舌强言謇、高血压脑出血后的脑血肿、脑血栓。具有抗血栓形成，改善血液流变学、微循环和抗脑缺血等药理作用。脉血康胶囊 / 肠溶片主要成分是水蛭，具有破血逐瘀、通脉止痛的作用，用于癥瘕痞块、血瘀经闭、跌打损伤。《国家基本药物临床应用指南》明确指出，脉血康具有抗凝血、降低血小板聚集率和黏附率、降低血液黏度、提高纤溶活力、调血脂、延缓动脉硬化等药理作用，广泛应用于脑梗死、缺血性脑卒中，疗效确切，安全性良好。

（5）复方地龙成方：组方包括地龙（鲜）、川芎、黄芪、牛膝，具有化瘀通络、益气活血的功效，用于缺血性中风中经络恢复期气虚血瘀证，症见半身不遂、口舌歪斜、言语謇涩或不语、偏身麻木、乏力、心悸气短、流涎，自汗等。方中鲜地龙中的活性蚓激酶具有强效溶栓、降纤和抗凝等作用，川芎所含阿魏酸及川芎嗪等能有效抗血小板聚集、扩张心脑血管作用。黄芪可以扩张心脑血管，牛膝所含齐墩果酸等物质具有良好的抗凝效果。因此复方地龙胶囊可有效降低机体炎症、改善神经功能缺损、延长血栓形成时间、降低血小板黏附率、改善微循环、降低纤维蛋白含量及升高高密度脂蛋白和高密度脂蛋白与低密度脂蛋白的比值。可用于脑梗死急性期及恢复期的治疗。

（6）血府逐瘀汤（胶囊）成方：组方包括柴胡、当归、地黄、赤芍、红花、桃仁、麸炒枳壳、甘草、川芎、牛膝、桔梗，具有活血祛瘀、行气止痛的功效，用于气滞血瘀所致的胸痛、头痛日久、痛如针刺而有定处、内热烦闷、心悸失眠、急躁易怒。此药具有抗心肌缺血、抗血栓、改善微循环和降血脂等药理作用。临床可用于治疗胸痹（冠心病心绞痛）、心季、头痛。尚有血府逐瘀丸治疗结核性包裹性胸膜炎、慢性精神分裂症、肺源性心脏病、术后肠粘连性腹痛、原发性痛经、高脂血症、精索静脉曲张性不育症、糖尿病肾病、下肢静脉曲张的报道。

（7）愈风宁心成方：主要成分为葛根，具有解痉止痛、增强脑及冠脉血流量的作用，用于高血压头晕、头痛、颈项疼痛、冠心病、心绞痛、神经性头痛、早期突发性耳聋。此药能延长双侧颈总动脉结扎大鼠的存活时间，提高对异丙肾上腺素致小鼠心肌缺血的保护作用，延长常压缺氧小鼠的存活时间，临床可用于治疗胸痹（冠心病心绞痛）、眩晕（原发性高血压）、头痛（原发性高血压）、暴聋（早期突发性耳聋）。

（8）丹灯通脑软胶囊：具有活血化瘀，祛风通络功效，用于瘀血阻络所致的中风、中经络证，可改善血液浓、黏、凝、聚的状态，改善缺血区微循环障碍，促进神经功能恢复；抑制血小板聚集，提高纤溶酶原活性；抗缺血再灌注损伤，有效保护神经细胞；保护血管内皮细胞，防止动脉粥样硬化。

（9）龙血通络胶囊：成分为龙血竭酚类提取物，具有活血化瘀、通络的功效，可用于中风病中经络（轻中度脑梗死）恢复期血瘀证，症见半身不遂、口舌歪斜、言语謇涩或不语、偏身麻木、脉弦或涩。还具有保护神经血管单元、改善循环的作用，在临床上能有效改善神经功能，降低致残率，对患者远期神经功能预后良好，并具有良好的安全性。

（10）刺五加注射液：具有保护神经血管单元、改善循环的作用，在临床上能有效改善神经功能、远期神经功能预后，降低致残率，并具有良好的安全性。其可用于治疗肝肾不足所致的短暂性脑缺血发作、脑动脉硬化、脑血栓形成、脑栓塞（中风病瘀血阻络证），亦用于冠心病、心绞痛合并神经衰弱和更年期综合征等。

（11）安脑丸：具有清热解毒、化痰通络之功效，用于脑梗死痰热证所致半身不遂、口舌歪斜、言语不清或不语、偏身麻木、腹胀、便干便秘、头痛目眩、咳痰或痰多、舌质暗红、苔黄腻等，在改善缺血性脑卒中临床总有效率、脑供血和日常生活质量方面具有一定的疗效，且安全性较好。

（12）龙生蛭胶囊：用于动脉硬化性脑梗死恢复期，中医辨证为气虚血瘀型中风中经络者，具有补气活血，逐瘀通络的功效，症见半身不遂、偏身麻木、口角歪斜、语言不利等。

（13）川蛭通络胶囊：由水蛭、川芎、丹参、黄芪组成，具有活血化瘀、益气通络的功效。用于脑梗死恢复期血瘀气虚证。症见半身不遂、口舌歪斜、语言謇涩或不语、偏身麻木、气短乏力、口角流涎、手足肿胀、舌暗或有瘀斑、苔薄白。

（14）心通口服液：由黄芪、党参、麦冬、何首乌、淫羊藿、葛根、当归、丹参、皂角刺、海藻、昆布、牡蛎、枳实组成，具有益气养血，活血化瘀、化痰通络之功效。

（15）脑心通胶囊：主要成分有黄芪、赤芍、丹参、当归、川芎、桃仁等，具有益气活血、化瘀通络的功效，用于气虚血滞、脉络瘀阻所致中风中经络，半身不遂、肢体麻木、口眼歪斜、舌强语謇及胸痹心痛、胸闷、心悸、气短；脑梗死、冠心病心绞痛属上述证候者。此方能改善机体的血液流变学功能，具有扩张血管、缓解痉挛、调节中枢和周围神经系统功能的作用，动物实验亦提示脑心通胶囊可扩张血管，改善微循环，抗凝、降纤维蛋白原，降血脂，能清除自由基、保护脑细胞等作用，临床可用于改善脑梗死恢复期和后遗症期患者神经功能缺损的治疗。

（16）天丹通络片（胶囊）：主要成分有川芎、豨莶草、丹参、水蛭、天麻、槐花、石菖蒲、人工牛黄、黄芪、牛膝，具有活血通络、熄风化痰的功效，用于中风中经络，风痰瘀血痹阻脉络证，症见半身不遂、偏身麻木、口眼歪斜、语言謇涩，可用于脑梗死急性期、恢复早期见上述证候者。方中川芎、丹参、水蛭、牛膝能抑制血小板聚集、抑制血管收缩、改善微循环；天麻的有效成分天麻素、天麻多糖及天麻苷元，具有保护中枢神经、抗衰老、调控睡眠等作用，在治疗偏瘫患者时也取得显著的疗效，还具有改善学习能力、抗缺氧、抗焦虑等作用。此方药具有抑制血栓形成的作用，在中风病－风痰阻络证取得良好的治疗效果；有抗氧化应激损伤及调节脑源性神经营养因子和神经生长因子表达的作用，可促进神经功能恢复；天丹通络胶囊对大鼠急性脑梗死导致的神经功能缺损具有保护作用，也可用于治疗混合型高脂血症，改善动脉硬化的症状。

（17）通塞脉片（胶囊）：组方包括当归、牛膝、黄芪、党参、石斛、玄参、金银花、甘草，具活血通络、益气养阴的功效，用于轻、中度动脉粥样硬化性血栓性脑梗死（缺血性中风中经络）恢复期气虚血瘀证，症见半身不遂、偏身麻木、口眼歪斜、言语不利、肢体感觉减退或消失等，亦可用于血栓性脉管炎（脱疽）的毒热证。此方具有保护损害的血管内皮、防止动脉硬化、调节血脂、改善血液流变学指标、降低血液黏度、加快微血管血流速度、扩张血管、改善血液循环、降低血小板聚集、促进下肢侧支循环建立等药理作用；临床可用于缺血性脑卒中患者，减轻神经功能损伤，提高生活能力，延缓动脉粥样硬化进展，降低颈动脉斑块积分；亦可用下肢动脉粥样硬化伴间歇性跛行、糖尿病足部溃疡、下肢浅表血栓性静脉炎、结节性红斑、下肢深静脉血栓形成。

（18）通心络胶囊：组方包括人参、水蛭、全蝎、赤芍、蝉蜕、土鳖虫、蜈蚣、檀香、降香、乳香（制）、酸枣仁（炒）、冰片，具有益气活血、通络止痛的功效，用于冠心病心绞痛属心气虚乏、血瘀络阻证，症见胸部憋闷、刺痛、绞痛、固定不移、心悸自汗、气短乏力、舌质紫暗或有瘀斑、脉细涩或结代，亦用于气虚血瘀络阻型中风病，症见半身不遂或偏身麻木、口舌歪斜、言语不利。通心络能有效改善因缺血再灌注后导致的内皮细胞结构的损伤，进而减轻大脑中动脉血栓微小循环障碍，减少病灶面积，改善神经功能。一方面，通心络胶囊可以通过保护血脑屏障、促进血管新生、改善血液流变学、抑制血小板聚集及血栓形成、降脂抗凝等作用来达到保护血管的作用；另一方面，通心络胶囊可通过降低兴奋性氨基酸毒性、减轻钙超载和自由基损伤、抑制神经细胞凋亡、增加神经营养因子等来达到保护神经作用。通心络胶囊临床可用于改善脑卒中患者的神经功能、降低病残程度，改善预后，提高生活能力，亦有改善患者的侧支循环建立的作用。

（19）银丹心脑通软胶囊：组方包括银杏叶、丹参、灯盏细辛、绞股蓝、山楂、大蒜、三七、艾片，具有活血化瘀、行气止痛、消食化滞的功效，用于气滞血瘀引起的胸痹，症见胸痛、胸闷、气短、心悸等；冠心病心绞痛、高脂血症、脑动脉硬化、中风、中风后遗症见上述症状者。丹参提取物可抑制脂质过氧化反应；绞股蓝提取物可增加组织的血流量，加快血流速度，并与胆固醇结合，减少机体对胆固醇的吸收；灯盏细辛的黄酮类化合物可调节血管内皮功能，降低血脂，改善微循环，并抑制血小板聚集；山楂中的黄酮类有机酸对血小板及红细胞具有增速作用，可增加血流动力，改善血液流变学，升高血小板表面的电荷，增加排斥力，抑制血小板聚集。银丹心脑通软胶囊具有明显抑制血小板聚集、降血脂作用和防止动脉粥样硬化、改善脑血流量、增加脑供氧、降低血液黏稠度、保持血流通畅的药理作用。

（20）复方苁蓉益智胶囊：组方包括制何首乌、荷叶、肉苁蓉、地龙、漏芦，具有益智养肝、活血化浊、健脑增智的功效，用于轻、中度血管性痴呆肝肾亏虚兼痰瘀阻络证。症见智力减退、思维迟钝、神情呆滞、健忘，或喜怒不定、腰膝酸软、头晕耳鸣、失眠多梦等。

（21）消栓肠溶胶囊：主要用于治疗脑血栓形成、脑栓塞等缺血性脑卒中，在改善急性脑梗死患者神经功能缺损程度及日常生活能力方面具有一定的疗效，且安全性较好；中医辨证属于气虚血瘀证的患者，临床表现为头痛、头晕、偏侧肢体的麻木、无力、意识不清、半身不遂、口眼歪斜、伸舌偏斜、言语不清、气短、乏力等症状。

（22）龙加通络胶囊：组方独特，具有活血化瘀、益气通络的功效，用于中风恢复期气虚血瘀证，症见半身不遂、口舌歪斜、语言蹇涩或不语、偏身麻木、手足肿胀、舌暗或有瘀斑、苔薄白。

（23）豨莶通栓胶囊：具有活血祛瘀、祛风化痰、舒筋活络、醒脑开窍的功效，用于缺血性脑卒中；风痰瘀血、痹阻脉络证引起的半身不遂、偏身麻木、口舌歪斜，语言謇涩等症，尤其对脑卒中后遗症的肢体麻木、头痛、头晕症状改善明显。

（24）脑安滴丸/胶囊：具有活血化瘀、益气通络的作用，适用于气虚血瘀证脑血栓引起的半身不遂、偏身麻木、语言不利、口舌歪斜，以及及气虚血瘀证偏头痛（血管－神经性头痛）引起的健忘、头晕、恶心、畏光怕声、神疲乏力。

（25）培元通脑胶囊：组方包括制何首乌、熟地黄、天冬、醋龟甲、鹿茸、酒苁蓉、肉桂、赤芍、全蝎、烫水蛭、地龙、炒山楂、茯苓、炙甘草，具活血通络、益气养阴的功效。用于轻、中度动脉粥样硬化性脑梗死（缺血性脑卒中）恢复期气虚血瘀髓空证，症状表现为半身不遂、偏身麻木、口舌歪斜、言语不利、肢体感觉减退或消失。其能有效改善缺血性脑卒中急性期和恢复期的神经功能缺损、残障程度、轻度认知障碍和生活能力；联合抗血小板药物能有效降低脑卒中后 1 年内的复发；改善血脂、高血黏度和 C 反应蛋白水平等。

（十）其他

1. 针刺

脑梗死患者出现头晕、吞咽障碍、运动性失语、肢体运动障碍等可考虑在常规治疗方案中同时加用常规针刺、电针、头皮针疗法以提高临床效果。吞咽障碍的患者采用普通针刺主穴可选：水沟、风池、金津、玉液和廉泉。运动性失语可选头皮语言运动区穴位用毫针平刺或斜刺。肢体运动障碍多用体针根据辨证选用穴位针刺，也可在头皮的肢体运动区选穴针刺。

2. 体外血浆脂类过滤器

可用体外血浆脂蛋白过滤治疗技术（delipid extracorporeal lipoprotein filter from plasma，DELP）治疗急性缺血性脑卒中、难治性高脂血症和高粘血症，DELP 治疗能够明显促进患者的早期神经功能恢复并改善 90 天预后，尤其是血脂高的脑卒中患者。但有严重的心肺疾病无法耐受体外循环、各类急性出血性疾病（如急性出血性脑卒中、严重的消化性溃疡伴出血）、有高危出血倾向的各类疾患（如血友病、严重的肝功能衰竭等）忌用。

（十一）康复治疗

实践证明，早期康复治疗是脑卒中治疗中不可或缺的手段。临床医生应与康复专业人员共同对患者病情及神经功能缺损进行综合评估，制定康复治疗方案，确定康复治疗开始时间及疗程。在病情稳定的情况下可在发病 24 小时后进行床边康复、早期离床康复训练。开始阶段每天至少45 分钟的康复训练，此后根据情况适当增加训练强度，对卧床患者应注意姿势的摆放，对于出现吞咽障碍的患者也可用中药冰棒冷刺激或中药浓缩液局部喷雾。

（任力杰　高利）

第三节　心源性脑栓塞

心源性脑栓塞（cardiogenic cerebral embolism,CCE）是指来自心脏的栓子随血流进入脑动脉而阻塞血管，引起该动脉供血区脑组织缺血坏死，出现局灶性神经功能缺失。CCE 占全部缺血性脑卒中的 14% ～ 30%，与其他病因所致的缺血性脑卒中相比，其病情程度相对更重、预后更差、复发率更高。

一、病因及发病机制

（一）病因

CCE 的病因包括心房颤动（atrial fibrillation，AF）、心力衰竭、急性冠状动脉综合征、卵圆孔未闭、风湿性心脏病、人工心脏瓣膜、感染性心内膜炎、扩张性心肌病和心脏黏液瘤等。其中 AF 相关的脑栓塞占全部 CCE 的 79% 以上，是最主要的 CCE 病因。

（二）发病机制

CCE 的发病机制主要有 3 种：①血流缓慢导致心腔（特别是各种病因造成心腔扩大、心房规律收缩功能丧失、左心室室壁瘤等）内血栓形成并脱落。②异常心脏瓣膜表面的附着物（退行性变瓣膜表面的钙化物、感染性心内膜炎的瓣膜赘生物、人工瓣膜表面的血栓等）脱落。③体循环静脉系统血栓经异常心房间通道（房间隔缺损或未闭合的卵圆孔）进入动脉系统造成栓塞（即"反常栓塞"）。

二、临床表现

CCE 在各个年龄均可发病，患者多有心脏病史，多在活动中急骤发病，神经功能缺损常较严重，在数秒至数分钟即达到高峰。临床神经功能缺损与动脉粥样硬化性脑梗死基本相同，不同部位血管栓塞会导致相应的血管闭塞综合征（详见动脉粥样硬化性脑梗死部分），但 CCE 可能同时出现多个血管支配区的脑损害。因大脑中动脉及其分支最常被栓子阻塞，临床上患者常出现上肢瘫痪重于下肢，感觉和视觉障碍不明显。若栓子移动最后仅阻塞皮质分支，会出现单纯失语或视野缺损等大脑皮质功能受损症状。同时，可伴有其他系统性血栓栓塞的征象，如肾脏（腰痛、血尿）、肠系膜栓塞（腹痛、便血）、皮肤栓塞（出血点或瘀斑）、Osler 结节和蓝趾综合征等。

三、辅助检查

（1）常规进行心电图、胸部 X 线片和超声心动图检查，怀疑感染性心内膜炎时，应进行血常规、红细胞沉降率和血细菌培养等检查。特殊检查还包括 24 小时 Holter 监护、经食道超声心动图等。

（2）头颅 CT 及 MRI 可显示脑栓塞的部位和范围。CT 检查在病变部位出现低密度的改变，发生出血性梗死时可在低密度的梗死区出现 1 个或多个高密度影。余影像学表现同动脉粥样硬化性脑梗死。

四、诊断及鉴别诊断

本病任何年龄均可发病，病前有 AF 或风湿性心脏病等病史。起病急，症状常在数秒或数分钟达到高峰，表现为偏瘫、失语等局灶性神经功能缺失。头颅 CT 和 MRI 有助于明确诊断。本病应与其他脑血管病，如脑出血、蛛网膜下腔出血及硬膜下血肿或硬膜外血肿鉴别。其他少见的栓子，如脂肪滴、空气、肿瘤细胞、寄生虫卵和异物等也可引起脑栓塞，应注意鉴别。

五、治疗

CCE 与大动脉粥样硬化性脑梗死的基本治疗原则相似（详见动脉粥样硬化性脑梗死部分），主要包括急性期的血管再通治疗，如静脉溶栓、血管内介入治疗。CCE 的复发率高，因此对其进行有效预防非常重要，主要措施是抗凝治疗。同时治疗原发病，纠正心律失常，针对心脏瓣膜病和引起心内膜病变的相关疾病进行有效防治，根除栓子的来源，防止复发。由于 AF 是 CCE 最主要的危险因素，本节重点介绍 AF 相关性脑栓塞的口服抗凝药物。目前，国内外研究证实，抗血小板治疗相较于抗凝治疗在 CCE 预防的效果及出血风险并无优势，故不主张将抗血小板药物用于 AF 相关性脑栓塞的预防。

（一）药物选择

口服抗凝剂，包括以华法林为传统代表的维生素 K 拮抗剂（vitamin K antagonist，VKA），以及非维生素 K 拮抗剂（non-vitamin K antagonist oral anticoagulants，NOACs）的新型口服抗凝药，如直接凝血酶抑制剂（达比加群酯）、X 因子抑制剂（利伐沙班、阿哌沙班、依度沙班）等。华法林在 AF 患者脑卒中一级和二级预防中均有明确价值。华法林抗凝治疗的最佳剂量是 INR 维持在 2.0 ～ 3.0，其可以兼顾疗效及规避出血风险。相较于华法林，NOACs 服用方便、无需调整剂量和频繁监测 INR，且非瓣膜性 AF 患者获益明确、出血风险低。NOACs 治疗的依从性通常高于 VKA，特别是在老年人、肾功能不全或既往脑卒中等弱势患者中。2020 年欧洲 AF 指南和 2021 年美国脑卒中二级预防指南均将 NOACs 作为预防非瓣膜性 AF 脑卒中的首选药物。虽然 NOACs 为 AF 患者血栓栓塞的预防提供了新的选择，但由于在我国应用的时间和临床经验有限，广泛使用仍有困难，目前华法林仍然是首选的口服抗凝药物。对于肾小球滤过率为 15 ～ 30 mL/（min × 1.73 m²）、风湿性二尖瓣狭窄、心脏机械 / 生物瓣置换术或二尖瓣修复术后 3 个月内合并 AF 的患者应首选华法林而非 NOACs。

（二）抗凝治疗启动的策略

1. 非瓣膜性 AF 按血栓栓塞（脑卒中）风险评估决定抗凝策略

CHA_2DS_2-VASc 评分是临床上最常用的非瓣

膜性 AF 患者脑卒中风险的评分系统，临床上通过计算每一项的分值，将 AF 患者进行风险分层（表 1-7），评分越高栓塞风险越大。根据该评分系统结果，如果男性 ≥ 2 分、女性 ≥ 3 分推荐抗凝治疗。评分为 1 分（除外女性性别得分）患者，根据获益与风险衡量，可考虑采用口服抗凝药。若评分为 0 分，不需要抗凝或抗血小板药物治疗。女性性别在无其他脑卒中危险因素存在时不增加脑卒中风险。

表 1-7　CHA$_2$DS$_2$-VASc 评分

危险因素	评分
充血性心力衰竭 / 左心室收缩功能障碍（C）：心力衰竭的症状 / 体征或有左心室射血分数下降的证据	1
高血压（H）：至少两次静息血压 > 140/90 mmHg	1
年龄 ≥ 75 岁（A）	2
糖尿病（D）：空腹血糖 > 125 mg/dL（7 mmol/L）或需要口服降血糖药物和（或）胰岛素治疗	1
脑卒中 /TIA/ 血栓栓塞史（S）	2
血管疾病（V）：既往有心肌梗死、外周动脉疾病或主动脉斑块	1
年龄 65 ~ 74 岁（A）	1
女性（Sc）	1
最高累计分	9

2. 瓣膜病合并 AF 的脑卒中风险评估与抗凝策略

风湿性二尖瓣狭窄、机械 / 生物瓣置换术或二尖瓣修复术后 3 个月内合并的 AF 为栓塞的主要危险因素，具有明确抗凝指征，无需再进行栓塞危险因素评分。二尖瓣关闭不全、三尖瓣病变、主动脉瓣病变、人工生物瓣置换术或二尖瓣修复术3个月后合并 AF 患者需要根据 CHA_2DS_2-VASc 评分评估血栓栓塞风险。

3. 出血风险评估与抗凝策略

抗凝治疗可增加出血风险，但在 INR 控制良好、合理选择药物及剂量，以及有效控制其他出血危险因素（如高血压）时颅内出血发生率仅为 0.1% ～ 0.6%。目前较为简便可靠的出血风险评估方法是 HAS-BLED 评分（表 1-8），评分为 1 分时，大出血的年风险约为 1%，评分为 2 分、3 分、4 分或 5 分时，大出血的年风险分别为 2%、4%、9% 和 13%。虽然 HAS-BLED 评分越高，出血风险越大，但是出血风险高者亦常伴有高栓塞风险，这些人群不应视为抗凝治疗禁忌证，而应更为谨慎地对获益和风险进行评估，积极纠正出血风险的可逆性因素，严密监测下进行抗凝治疗，并考虑患者意愿。综上所述，AF 患者的抗凝治疗，可参考图 1-2 所示的 AF 患者抗凝治疗的三步策略。

表 1-8　HAS-BLED 评分

代表字母	疾病	评分
H	高血压（未控制高血压，收缩压＞ 160 mmHg）	1
A	（1）肝功能不全（肝硬化，胆红素＞ 2 倍正常值，转氨酶＞ 3 倍正常值）	1
	（2）肾功能不全，透析，移植或血肌酐＞ 200 μmol/L	1
S	脑卒中	1
B	出血	1
L	异常 INR（INR 高或不稳定、达标时间＜ 60%）	1
E	年龄＞ 65 岁	1
D	药物（服用抗血小板药物或非甾体类药物）	1

注：本表用于 AF 患者出血风险评估，评分＞ 3 分提示高危。

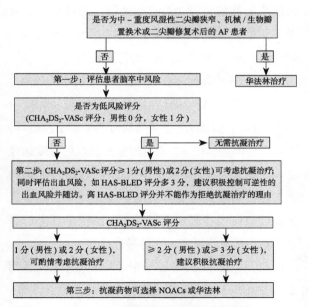

图 1-2　AF 患者抗凝治疗的三步策略

（三）抗凝治疗启动的时机

除了积极治疗 CCE 患者心脏原发病外，应根据患者具体情况启动抗凝治疗以预防脑卒中再发。对于非大面积脑梗死和未合并其他出血风险的 CCE 患者，建议在发病 2 周内启动抗凝治疗。对于出血风险高、栓塞面积大或血压控制不良的患者，抗凝时间应延长到发病 2 周之后。抗凝的时机要考虑脑梗死病灶大小和严重程度，建议 TIA 后 1 天即可抗凝；非致残性的小面积梗死，应在 3 天后抗凝，中度面积梗死应在发病 6 天后使用，而大面积梗死应等待至少 2 ~ 3 周。总体而言，对于大多数急性缺血性脑卒中伴 AF 患者，在发病后 4 ~ 14 天内开始口服抗凝治疗是合理的。

（四）左心耳封堵在 AF 脑卒中预防中的应用

左心耳是 AF 血栓栓塞的主要来源，90% ~ 100% 的非瓣膜性 AF 患者血栓可能来源于左心耳，左心耳封闭是预防 AF 患者栓塞并发症的有效途径之一。对于大多数具有脑卒中危险因素的 AF 患者优先选择口服抗凝药预防脑卒中。对于长期口服抗凝药出血风险高、不耐受，以及依从性差的患者，左心耳封堵可作为一种替代治疗。

左心耳封堵在 AF 脑卒中预防的应用可能适用于 CHA_2DS_2-VASc 评分男性 ≥ 2 分（女性 ≥ 3 分）的非瓣膜性 AF 患者，且具有下列情况之一：①不适合长期抗凝治疗。②长期规范化抗凝治疗基础上仍发生脑卒中或栓塞事件。③ HAS-BLED 评分 ≥ 3 分的患者，术前应完善相关的影像学检查明确左心耳结构特征，以除外左心耳结构不适宜手术者。

（五）中药在 CCE 中的应用

（1）红花黄色素：红花黄色素为含有红花黄色素的中药，具有活血化瘀、通脉止痛的功效，主要用于心血瘀阻引起的 Ⅰ 级、Ⅱ 级、Ⅲ 级的稳定型劳累性心绞痛，症见胸痛、胸闷、心慌、气短等。现代药理研究显示，红花黄色素可改善缺血性脑卒中的血液供应、营养神经、降低机体内的炎性反应、抗血小板聚集等。临床研究显示，60 例 CCE 患者在基础治疗上联合红花黄色素注射液静脉滴注，可明显改善患者神经功能缺损程度、心肌酶及 BNP 水平。

（2）罂粟碱：罂粟碱为经典的非特异性血管扩张药，对磷酸二酯酶有强大的抑制作用，增加组织内环磷酸腺苷含量，使平滑肌松弛，抑制腺苷摄取，对平滑肌细胞的钙离子内流也有轻度抑制作用，对脑血管、冠状血管和外周血管也有扩张作用。临床研究显示，早期 CCE 在基础治疗中联合应用罂粟碱治疗可明显提高治疗的总有效率。

有研究显示，基础治疗联合祛瘀化痰通脉汤（土鳖、水蛭、桃仁、红花、石菖蒲、胆南星、地龙、川芎、鸡血藤、黄芪）和参麦注射液治疗 CCE 疗效显示，治疗组可明显提高总有效率。配方中土鳖、水蛭、桃仁、红花、鸡血藤、川芎等具有抗血栓、抗血小板聚集、加快血液流动、扩张微血管作用（地龙能改善脑水肿）。这些药物均能增加缺血区内脑血流量，对脑缺血、缺氧等损伤有保护作用，有利于脑细胞功能的恢复。亦有研究显示，参麦注射液有增强心肌收缩力、抗心律失常等作用。

临床研究结果为中成药的治疗作用明确了机制，但无论何种中成药均需遵照辨证用药原则：首先明确疾病的寒热虚实属性，再知晓药物的寒热温凉属性，本着以热治寒、以寒治热或以补治虚、以泻治实则会无一不效。

（张玉生）

第四节　脑小血管病

脑小血管病（cerebral small-vessel disease，CSVD）是各种病因影响脑内小动脉及其远端分支、微动脉、毛细血管、微静脉和小静脉所导致的一系列临床、影像、病理综合征。小动脉闭塞所致的 CSVD 约占缺血性脑卒中病因的 30%。CSVD 还是认知障碍最常见的原因之一，其相关的认知障碍可占血管性痴呆的 36% ～ 67%。

一、病因及发病机制

CSVD 最常见的病因是小动脉粥样硬化，其他病因还包括脑淀粉样血管病变、遗传性疾病（如伴皮质下梗死和白质脑病的常染色体显性遗传性脑动脉病、伴有皮质下梗死和白质脑病的常染色体隐性遗传性脑动脉病、线粒体脑肌病伴高乳酸血症和脑卒中样发作、Fabry 病等）、炎症和免疫介导的小血管病变（如原发性中枢血管炎、系统红斑狼疮、类风湿血管炎、干燥综合征等）、静脉胶原病变等。CSVD 的发病机制包括慢性脑缺血与低灌注、内皮功能障碍及血脑屏障破坏、组织间液回流障碍、炎症反应和遗传因素等，从而造成神经血管单元（neurovascular unit，NVU）功能异常。其中慢性脑缺血与低灌注是最常见的发病机制，在高龄和高血压等危险因素作用下，微小血管出现动脉硬化、管壁增厚、管腔变窄，甚至闭塞，导致慢性脑缺血，引起脑白质脱髓鞘病变，进而发展为影像学上血管源性的脑白质高信号（white matter hyper intensity，WMH）；而当脑小血管发生急性闭塞，则导致局部急性缺血，可引起近期皮层下小梗死（recent small subcortical infarct，RSSI）。

二、临床表现

CSVD 的临床表现多样，可分为急性缺血性 CSVD 和慢性隐匿起病 CSVD。患者症状的有无与严重程度和病灶的部位、程度及数量等相关。

（一）急性缺血性 CSVD

多表现为特定的腔隙综合征，根据不同的梗死部位，可以出现相应的局灶性神经功能缺损症状。经典的 5 种综合征包括纯感觉性障碍、纯运动性偏瘫、共济失调性轻偏瘫、构音障碍 - 手笨拙综合征和感觉运动性障碍，一般预后较好。

（二）慢性隐匿起病 CSVD

可无临床症状，多依靠影像学检查诊断。随着病情逐渐进展，患者可出现认知障碍、运动障碍、情感障碍和二便障碍等。

1. 认知障碍

CSVD 认知障碍可出现特征性的认知减退模式。在注意力、加工速度和执行功能领域具有特征性的早期受累，记忆功能相对完整。随后可进展为轻度认知损害和血管性痴呆。CSVD 影像学上不同的表现特征在具体认知域受损方面也有所区别，例如，影像学上表现为脑白质高信号、脑微出血、血管周围间隙。CSVD 的认知功能减退主要表现为信息处理速度减慢和执行功能下降；影像学上以腔隙为主要特征的 CSVD 相关认知功能减退则以执行功能下降常见；而脑萎缩则与具体萎缩部位密切相关，颞叶萎缩以记忆力下降为主，额叶萎缩以执行功能、思维判断力等下降为主要表现。

2. 运动障碍

CSVD 运动障碍主要表现为步态异常和平衡能力下降，症状的严重程度随着病灶数目增多而加重。部分皮层下梗死后遗留腔隙可表现为与既往相对应的脑卒中症状，但大多缺乏明确对应的临床症状。目前认为，腔隙数目越多，则步速减慢、步基增宽和平衡能力下降越明显；丘脑和额叶腔隙与步速减慢、步幅缩小、步频减慢有关；脑白质高信号相关的运动障碍表现为步速减慢、步长变短、步频变慢、步基增宽、步态参数变异性增大、平衡能力下降和跌倒风险增加；运动感觉区和额顶区萎缩表现为步幅变短、双足站立时间延长；苍白球萎缩表现为步基变宽。

三、辅助检查

（一）影像学检查

1. MRI

头颅 MRI 是诊断 CSVD 的首选影像学方法，包括 T_1WI、T_2WI、DWI、FLAIR、SWI 等序列，可显示出梗死灶、皮质下腔隙、微出血灶、血管周围间隙等。CSVD 在头颅 MRI 中主要有以下几种影像学表现。

（1）近期皮层下小梗死：表现为近期发生的位于穿通动脉分布区的小梗死，在 T_1WI 序列中为低信号，T_2WI 和 FLAIR 序列中为高信号，轴位最大直径 < 20 mm，冠状位或矢状位直径 > 20 mm。DWI 序列上为高信号，可作为与陈旧性梗死灶的鉴别方法。

（2）腔隙：表现为位于皮质下的圆形或卵圆形的类似于脑脊液信号的充满液体的腔隙，在 T_1WI 序列中为低信号，T_2WI 序列中为高信号，FLAIR 序列中为中心低、外周包绕高信号环，直径为 3 ～ 15 mm。

（3）脑白质高信号：表现为脑白质区域大小不等的异常信号，在 T_2WI 和 FLAIR 序列为高信号，T_1WI 序列为等信号或低信号。

（4）脑微出血（cerebral microbleed，CMB）：在 SWI 上可见小圆形或卵圆形、边界清楚、均质性、信号缺失灶。

（5）血管周围间隙（perivascular space，PVS）：其平行血管走行时呈线样，垂直血管走行时呈圆形或卵圆形，类似于脑脊液信号。表现为 T_1WI 和 FLAIR 序列低信号，T_2WI 序列为高信号，直径一般 < 3 mm。

（6）脑萎缩：可见脑体积减小、脑室扩大，脑沟、脑回增宽。

2. 弥散张量成像

弥散张量成像（diffusion tensor imaging，DTI）可以更早的观察到微小组织损伤情况，对脑白质高信号有良好的诊断和预测作用，利用 DTI 技术建立的连接组学可以更具体地分析脑白质高信号导致的功能障碍区域，以及功能连接。

3. 动态对比增强 MRI

能较好地评价血脑屏障破坏程度。

4. PET

在诊断 CSVD 中更倾向于定量评估脑代谢改变，在区分血管性和退行性认知障碍中起重要作用。

（二）临床评估量表

用于辅助评估认知、运动、情感及二便障碍等临床症状的严重程度。

（1）认知障碍量表：简易精神状态量表（mini-mental state examination，MMSE）、蒙特利尔认知评估量表（Montreal cognitive assessment，MoCA）及血管性痴呆评估量表，以及记忆、执行、注意、视空间等认知域相关评估量表。

（2）运动障碍量表：计时起立行走测试、Tinetti 平衡与步态量表，以及简易体能测试量表。

（3）其他量表：尿便功能调查问卷、尿流动力学检查，焦虑、抑郁量表。

（三）血压评估

所有 CSVD 患者均应进行血压评估，包括传统血压测量和 24 小时动态血压监测。血压变异性是 CSVD 的危险因素之一，建议有条件的情况下进行血压变异性评估。

（四）实验室检查

（1）血液检测：协助寻找 CSVD 的危险因素，常规血液检查包括血糖、血脂、血同型半胱氨酸、凝血功能及抗心磷脂抗体等。选择性完善炎症反应、血管内皮功能、抗凝血系统、脂质代谢等相关生物标志物检查。

（2）脑脊液检测：可以用于 CSVD 鉴别诊断。CSVD 认知障碍患者脑脊液 T-tau、P-tau、Aβ-40，以及 Aβ-42 蛋白水平正常，CAA 和阿尔茨海默病患者的 Aβ-40 和 Aβ-42 水平下降。

（3）基因评估：怀疑为遗传性 CSVD 疾病时可进行基因检测，突变基因包括 *NOTCH3*、*HTRA1*、*α-GAL* 及 *TREX1* 等。

四、诊断及鉴别诊断

（一）诊断

对于有认知障碍、运动障碍、情感障碍和二便障碍的老年患者，在排除了其他器质性疾病时应该考虑 CSVD 的可能。目前 CSVD 的临床表现缺乏特异性，诊断主要依靠影像学检查。

（二）鉴别诊断

（1）对于急性缺血性 CSVD 应与缺血性脑卒中其他分型、脑出血、蛛网膜下腔出血等脑血管疾病鉴别。

（2）对慢性 CSVD 应与其他类型的痴呆，如阿尔茨海默病、路易体痴呆、额颞叶痴呆及其他神经系统变性病所致的认知障碍等。

五、治疗

治疗上应依据根据患者自身的危险因素、病情的严重程度、辅助检查的生物标志物类型，以及临床后遗症的严重程度来制定个体化治疗方案。

（一）降压治疗

有研究提出，对于近期皮层下小梗死的患者，更为积极的降压方案可能获益更大，但是血压过低也可能造成认知障碍等风险，因此建议选用对血压变异性影响较小的降压药，如钙离子拮抗剂等。钙离子拮抗剂在降低血压的同时还可以减少血压变异性和抗动脉粥样硬化。目前针对发生急性 CSVD 后血压管理目标值尚缺乏充分可靠研究证据。对于急性缺血性脑卒中发生后 24 小时内血压升高的患者应谨慎处理，专家建议当血压持续升高至收缩压 ≥ 200 mmHg 或舒张压 ≥ 110 mmHg

时，可选用尼卡地平等静脉药物通过微量泵给予降压。对于准备溶栓的患者，血压应该控制在收缩压 < 180 mmHg、舒张压 < 100 mmHg。待病情稳定后，若血压持续 ≥ 140/90 mmHg，如无禁忌证，可于起病数天后启用降压治疗。降压药物的选择应该综合考虑药物的作用机制和患者的个体情况。对于不同年龄、不同病因的 CSVD 患者，血压水平的长期控制目标还需要进一步的长期、大规模临床试验。有一项多中心试验研究表明，新发的有症状性腔隙性脑卒中患者的目标血压值控制在收缩压 < 130 mmHg 时，其出血性脑卒中的发生概率显著降低。

1. 盐酸尼卡地平

为钙拮抗剂，通过抑制钙离子内流而发挥血管扩张作用。

（1）用法用量：用生理盐水或 5% 葡萄糖注射液稀释至 0.01% ～ 0.02% 的溶液（1 mL 中含有盐酸尼卡地平 0.1 ～ 0.2 mg），静脉滴注，滴注速度为 0.5 ～ 6 μg/（kg·min），从 0.5 μg/（kg·min）开始，将血压降到目标值后，边监测血压边调节滴注速度。

（2）用药注意事项：①怀疑有止血不完全的颅内出血患者禁用。②颅内压增高的患者禁用。③急性心功能不全，血流动力学不稳定的患者禁用。④对于高血压急症患者，停药后可能会出现血压再升高的现象，因此停药时需要逐渐减量，改用口服降压药，密切监测血压变化。

2. 硝苯地平控释／缓释片

其属于 1，4-二氢吡啶类钙离子拮抗剂，通过减少细胞钙离子含量而松弛血管平滑肌，从而降低血压。

（1）用法用量：依据患者具体临床情况用药。30 mg 片剂：30 mg/ 次，1 次 / 日。

（2）注意事项：①心源性休克者禁用。②由于酶诱导作用，与利福平合用时，硝苯地平达不到有效血药浓度，因此不能与利福平合用。

3. 氨氯地平

作用与硝苯地平类似，但降压作用较硝苯地平平缓，持续时间更久。

（1）用法用量：起始剂量为 5 mg，1 次 / 日，最大剂量为 10 mg，1 次 / 日。

（2）注意事项：①本品通过肝脏大量代谢，用于重度肝功能不全时应该缓慢增量。②极少数可能会发生心绞痛加重或心肌梗死。

（二）溶栓治疗

急性缺血性脑卒中发病后 4.5 小时内使用重组组织型纤溶酶原激活剂（rt-PA）静脉溶栓是有效的治疗方法。然而研究表明，头颅 MRI 上显示脑白质病变、CMB 的患者发生症状性脑出血的风险增加了 50%。但是脑白质病变、CMB 并不作为急性缺血性脑卒中的溶栓禁忌，头颅 MRI 显示具有少量 CMB（1～10 个）但符合其他溶栓条件的患者，推荐使用 rt-PA 静脉溶栓，对于存在大量 CMB（＞10 个）但符合其他溶栓条件的患者，则在综合评估患者个体获益及风险后决定。总而言之，对于 CSVD 患者行静脉溶栓治疗需要个体化评估获益与风险，尽量减少溶栓后脑出血和不良预后的发生。

（三）抗血小板治疗

建议使用阿司匹林、氯吡格雷、西洛他唑等抗血小板药物治疗。由于 CSVD 同时具有缺血和出血风险的可能，应该对患者进行治疗获益和出血风险评估，并结合既往有无急性脑卒中发作史、病因、影像学表现等方面经权衡利弊后选择抗血小板药物类型，以及决定是否联合使用抗血小板药物治疗。影像学上若存在重度 WMH，以及大量 CMB 的患者应慎用抗血小板药物。在合并存在 WMH 和多个 CMB 的患者中，西洛他唑可能是更为安全的抗血小板药物。

（四）降脂治疗

使用他汀类降脂药物可以降低包括 CSVD 所致脑卒中在内的各种缺血性脑卒中亚型患者的复

发风险。目前关于在脑卒中前使用他汀类药物是否可以延缓 WMH 进展和认知功能下降的作用，以及可能增加 CMB 和颅内出血风险的证据尚未明确。建议若 CSVD 合并大动脉粥样硬化仍需降脂治疗。

（五）改善认知功能治疗

CSVD 相关认知障碍是血管性认知障碍的重要亚型，治疗上与血管性痴呆相同。治疗原则包括控制血管危险因素、治疗原发血管疾病、改善认知药物治疗及认知训练等非药物治疗。改善认知药物包括盐酸多奈哌齐、卡巴拉汀等胆碱酯酶抑制剂、美金刚等。

（1）盐酸多奈哌齐：通过竞争性和非竞争性抑制乙酰胆碱酯酶，从而提高神经元突触间隙的乙酰胆碱浓度。

用法用量：初始治疗量为每次 5 mg，1 次 / 日，在维持该剂量治疗 1 个月后行临床评估，评估后可以将剂量增加至每次 10 mg，1 次 / 日。

（2）卡巴拉汀：属氨基甲酸类，能同时抑制乙酰胆碱酯酶和丁酰胆碱酯酶。

用法用量：起始剂量为每次 3 mg，1 次 / 日，至少隔两周增加药量，以达到最大可耐受剂量，但最大剂量不超过 12 mg/d。

（3）美金刚：作用于大脑中的谷氨酸 – 谷胺

酰胺系统，是具有中等亲和力的非竞争性 N- 甲基 -D- 天冬氨酸拮抗剂。

用法用量：治疗第 1 周的剂量为 1 次 5 mg，1 次 / 日，第 2 周剂量加至 1 次 10 mg，第 3 周 1 次 15 mg，第 4 周开始维持剂量 1 次 20 mg。

（任力杰）

第五节　少见脑血管病

一、烟雾病

烟雾病是一组以双侧颈内动脉末端和（或）大脑前动脉、大脑中动脉起始部慢性进行性狭窄以致闭塞，颅底出现代偿性异常血管网为特征的少见脑血管病。因其异常血管网在脑血管造影时形似烟雾，故称为"烟雾病"。

（一）病因及发病机制

烟雾病的病因目前仍不明确，可能与遗传因素和环境因素有关。烟雾病在东亚国家发病率较高，以日本最多见。部分烟雾病有家族史，有些合并其他先天性疾病（如镰状细胞贫血、Down 综合征等），提示遗传因素在其病因中可能起重要作用。多数为散发，且部分患者发病前存在上呼吸道感染、血管炎或脑外伤等病史，提示环境因素可能与烟雾病的发生和发展有关。

（二）临床表现

1. 缺血性脑卒中

多见于儿童，以缺血性脑卒中或反复的短暂性脑缺血发作为主。缺血性脑卒中常导致持续性瘫痪、失语、视觉障碍和智力障碍。TIA 反复发作可表现为一过性瘫痪或肢体无力，多为偏瘫，亦可为左右交替性偏瘫。

2. 出血性脑卒中

成年患者常表现为出血性脑卒中，如脑室出血、蛛网膜下腔出血、脑内出血等，多由于异常血管网或动脉瘤破裂所致。

3. 其他症状

头痛是较为常见的临床症状，尤其是儿童患者，主要表现为额部头痛或偏头痛。此外，癫痫及不随意运动见于部分患者。

（三）辅助检查

1. 脑血管造影

脑血管造影是诊断烟雾病的金标准。典型的表现为颈内动脉末端和（或）大脑前动脉、大脑中动脉起始段狭窄或闭塞，颅底邻近狭窄或闭塞处异常血管网形成，呈烟雾状。

2. CT 及 CTA

烟雾病患者头颅 CT 扫描无特异性，主要是缺血或出血引起的改变。CTA 可见狭窄或闭塞的颈内动脉及其分支，以及烟雾血管。

3. MRI 及 MRA

MRI 多序列成像在诊断本病具有重要作用。T_2 成像上可发现脑内微出血灶，因而可及早进行干预。MRA 可见颅底部异常血管网，因流空效应而呈蜂窝状或网状低信号血管影像。

4. 脑电图

一般无特异性变化，无论是出血患者还是梗死患者，其脑电图的表现大致相同，均表现为病灶侧或两侧慢波增多，并有广泛的中、重度节律失调。

（四）诊断及鉴别诊断

儿童和青壮年患者，反复发作不明原因的 TIA、脑梗死、脑出血、蛛网膜下腔出血和癫痫，而无高血压及动脉硬化证据，应考虑本病。脑血管造影、CTA 和 MRA 显示特征性的烟雾状颅底血管病变可以确诊本病。

（五）治疗

1. 药物治疗

（1）缺血性症状

1）抗血小板或抗凝药物：对于急性缺血性脑

卒中，可使用抗血小板或抗凝药物，如阿司匹林、氯吡格雷，禁忌静脉注射重组组织型纤溶酶原激活剂（rt-PA）进行溶栓治疗。

2）神经保护药物：依达拉奉右莰醇可以用于以急性缺血性脑卒中为主要症状的烟雾病患者。临床研究显示，依达拉奉右莰醇可阻止脑水肿和脑梗死进展，抑制迟发性神经死亡，从而缓解神经系统症状。

3）他汀类药物：国内有研究表明，他汀类药物联合血运重建手术能显著改善脑缺血区域血液供应，促进血管再生及侧支循环建立，但他汀类药物目前在烟雾病的广泛应用中尚缺乏客观证据。

（2）出血性症状

1）降颅内压药物：如甘露醇、呋塞米和白蛋白等可快速降低出血导致的颅内压升高。

2）钙通道阻滞剂：合并高血压的烟雾病患者可使用钙通道阻滞剂，如硝苯地平、氨氯地平等作为降压药来维持血压平稳；对于以阵发性剧烈头痛为临床症状的患者，可使用盐酸氟桂利嗪进行对症治疗；烟雾病患者发生蛛网膜下腔出血时常使用尼莫地平注射液来预防脑出血后的脑血管痉挛导致的脑损伤。以上使用钙通道阻滞剂时需密切监测血压变化。

3）止血药物：可适当选用一些止血药物（如

氨甲苯酸）。

（3）其他症状

1）抗癫痫药物：癫痫发作时可以合理使用抗癫痫药物（如卡马西平）。

2）止疼药物：头痛发作时可选用止疼药物，常用钙通道阻滞剂，但要注意血压过低引起低灌注导致的脑缺血、缺氧。

3）类固醇药物：类固醇药物可用于不自主运动或频繁的短暂性脑缺血发作。

2. 手术治疗

颅内外血管重建手术是烟雾病的主要治疗方法，可有效防治缺血性脑卒中。近年来，其降低出血风险的疗效也逐渐得到证实。关于手术时机，应该避开脑梗死或颅内出血的急性期，尽早手术治疗，具体时间间隔存在较大争议，应根据病变范围和严重程度等决定，一般为 1～3 个月。血管重建术式主要包括 3 类：直接血管重建手术、间接血管重建手术及联合手术。

3. 康复治疗

对于发生急性缺血性脑卒中导致的神经功能缺损的烟雾病患者应该尽早开始康复治疗，包括中医针灸、按摩及器械辅助治疗等。

二、脑动脉夹层

动脉夹层又称动脉剥离，是指各种原因导致的血液流入撕脱的血管壁形成血肿，血肿累及内膜和中膜时致血管狭窄或闭塞；若血液进入血管外膜下时形成夹层动脉瘤，可发生破裂出血。脑动脉夹层受累血管包括颈动脉系统和椎－基底动脉系统。

（一）病因及发病机制

动脉夹层的形成与先天性因素和外源性因素有关，前者如结缔组织病、肌纤维发育不良，后者如近期急性感染、血清同型半胱氨酸水平升高、偏头痛、高血压及糖尿病等。脑动脉夹层若局部血栓反复脱落，可造成反复的动脉源性栓塞；或由于壁内血肿的形成导致局部管腔狭窄，甚至闭塞，使远端发生血流动力学改变，从而导致缺血性脑卒中。

（二）临床表现

1. 颈动脉系统

典型的临床表现包括三联征：患侧头痛，患侧 Horner 综合征和数小时或数天后出现的脑或视网膜缺血症状。

2. 椎－基底动脉系统

常见临床表现为头痛、眩晕、共济失调、延髓背外侧综合征等。

（三）辅助检查

1. 血管超声

可以观察到血管剥脱的内膜和壁内血肿。经颅多普勒超声可以监测血管内栓子的信号。

2. 脑血管造影

诊断动脉夹层的金标准。最常见的表现是节段性动脉狭窄或线样征，还可以有串珠征、锥形闭塞、内膜瓣、双腔征等表现，双腔征是夹层的特征性表现。

3. CT 及 CTA

CT 平扫也可显示局限性增厚的病变动脉管径及管壁，CTA 可显示出内膜瓣及真假双腔、线样征。

4. MRI 及 MRA

MRI 可以清楚地发现壁内血肿异常信号，可对夹层做出准确的诊断。MRA 可显示夹层真假双腔和内膜低信号"线样征"。

（四）诊断及鉴别诊断

患者有头痛、急性脑卒中相应的临床表现，DSA 或 MRA 显示双腔征、线样征、假性动脉瘤、内膜瓣；MRI 发现壁间血肿、双腔伴真腔狭窄或动脉瘤样扩张。颈部血管超声排除血管内膜增厚、动脉粥样硬化斑块形成。

（五）治疗

1. 药物治疗

（1）抗凝治疗：可先给予肝素静脉注射，维持活化部分凝血活酶时间 50 ～ 70 s，随后改为华法林口服，通常为 3 ～ 6 个月，INR 控制在 2.0 ～ 3.0。抗凝治疗 3 个月后行 MRA 检查，如果夹层消失，则可停止抗凝；如果发现动脉管腔仍不规则，则可以继续行抗凝治疗 3 个月，然后再次复查 MRA，如果动脉管腔仍不规则，则改用抗血小板药物治疗。

（2）抗血小板治疗：脑动脉夹层的患者若考虑血栓可能是白色血栓和有抗凝禁忌证的存在，可给予抗血小板治疗。常用阿司匹林 100 ～ 325 mg/d 或氯吡格雷 75 mg/d 的单药治疗。

（3）溶栓治疗：脑动脉夹层的患者溶栓治疗可能会增加血管壁血肿、腔内血栓移位、蛛网膜下腔出血和假性动脉瘤形成的风险，因此对于脑动脉夹层的溶栓治疗要特别慎重。

2. 外科治疗

外科手术适应证：①抗凝治疗 6 个月无效。②颈动脉瘤。③颈动脉重度狭窄。④高度恶化的难治性脑动脉夹层患者。常见的手术方式有颈动脉或椎动脉结扎术、原位动脉搭桥术、颅外 – 颅内动脉搭桥术。

3. 血管内治疗

血管内治疗主要用于药物治疗失败、有持续缺血症状、血管受累严重而恢复缓慢或夹层动脉瘤持续存在或逐渐扩展或因血流动力学改变而引发的脑卒中患者。治疗方式有经皮球囊扩张血管成形术和支架植入术。

三、脑血管炎

血管炎是指血管壁及血管周围炎细胞浸润，并伴有血管损伤，包括纤维素沉积、胶原纤维变性、内皮细胞及肌细胞坏死，又称脉管炎。仅局限于中枢神经系统而不累及其他部位的血管炎称为脑血管炎或中枢神经系统血管炎。

（一）病因及发病机制

脑血管炎是一种自身免疫反应所致的胶原性血管病，但其病因尚未阐明。尽管这一类疾病的临床表现各不相同，但一般认为是以血管的病理性反应为其共性。

（二）临床表现

临床表现多样，常见有头痛、偏瘫、认知障碍、意识减退和痫性发作，少见脊髓损害、脑实质出血或蛛网膜下腔出血。

（三）辅助检查

1. 血液检查

对于感染性血管炎应当根据需要做相关的血清学试验，抗核抗体谱有助于发现继发性血管炎的病因。

2. 脑脊液检查

缺乏特异性，最常见的改变是脑脊液蛋白轻度升高，伴轻度淋巴细胞反应或出现中性粒细胞。

3. 脑血管造影

阳性率最高。可观察到多发性的血管交替狭窄和扩张，可呈串珠状或葫芦样改变。

4. CT 及 CTA

CT 平扫异常改变缺乏特异性。CTA 有助于发现血管改变，但检出率不高。

5. MRI 及 MRA

MRI 最常见的表现是广泛的皮层和白质的损害，应用对比剂可见软脑膜出现增强。MRA 敏感度不高。

6. 免疫学检查

免疫学检查包括红细胞沉降率、C 反应蛋白、抗中性粒细胞胞质抗体、抗心磷脂抗体、狼疮抗凝物、血清补体、冷球蛋白等，血管炎患者可见上述指标轻度升高。

7. 组织活检

是诊断脑血管炎的金标准。

（四）诊断及鉴别诊断

诊断主要依靠患者的临床表现、影像学检查结果和病理改变特点，对于出现不能解释的头痛、慢性血管炎和青年人出现的脑卒中应当考虑到此病的可能。

（五）治疗

（1）治疗原则：首先应先暂停使用任何会导致血栓形成或血管痉挛的药物，如口服避孕药、尼古丁等。

（2）对于感染性血管炎应针对病原体采取相应的抗感染治疗，评估出血风险后，适当应用抗栓药物防止继发性血栓形成.

（3）对自身免疫性血管炎治疗首先考虑激素药物和环磷酰胺，用药原则如下。

1）一线治疗药物：包括激素药物和环磷酰胺，适用于急性起病患者。急性期可以采用甲泼尼龙静脉滴注冲击治疗（1 g/d，连续治疗 3 ～ 5 天），治疗反应较好者可改为泼尼松口服并逐渐减量维持 2 ～ 3 个月；病情严重者可联合环磷酰胺治疗（每天 2 mg/kg 口服或每月 1 g/m^2 静脉滴注，维持治疗 3 ～ 6 个月）。

2）二线治疗药物：包括吗替麦考酚酯和硫

唑嘌呤等毒性较低的免疫抑制剂，适用于维持期治疗。

3）三线治疗药物：包括肿瘤坏死因子拮抗剂和利妥昔单抗等生物制剂，适用于一线和二线治疗均无效或不耐受者。

（任力杰）

第六节　隐源性脑卒中

隐源性脑卒中（cryptogenic stroke，CS）是一类在经过充分诊断、评估后仍不能确定病因的缺血性脑卒中。更为广泛的 CS 定义还包括未接受完整评估和发现两种或多种可能病因但不能确定哪种为实际病因的缺血性脑卒中。CS 占所有缺血性脑卒中的 10% ～ 40%。

一、病因及发病机制

CS 的病因及发病机制存在高度异质性。既往研究在分析 CS 患者颅脑影像学特点（影像学上有皮层梗死的表现被认为是典型的栓塞特点）及长期随访后，认为近 2/3 最初诊断为 CS 的患者有潜在栓塞机制的证据。因此，2014 年 Hart 等提出了不明原因栓塞性脑卒中（embolic stroke of undetermined source，ESUS）的概念。ESUS 是指非腔隙性脑梗死（腔隙性脑梗死指 CT 显示皮质下梗死直径 ≤ 1.5 cm 或 MRI ≤ 2 cm 的脑梗死）且排除以下情况：脑缺血区对应的颅内外动脉粥样硬化存在 > 50% 管腔狭窄、具有明确心脏栓子来源［永久性或阵发性心房颤动（atrial fibrillation，AF）、心房扑动、心脏血栓、人工心脏瓣膜、心房黏液瘤或其他心脏肿瘤、二尖瓣狭窄、发病 4 周内的心肌梗死、左心室射血分数小于 30%、心脏瓣膜病或感染性心内膜炎］，且没有其他特殊的原因（动脉夹层、动脉炎、偏头痛、血管痉挛、药物滥用等）。ESUS 属于特殊类型的 CS，代表了大多数的 CS。此外，其他引起 CS 的病因还包括脑动脉夹层、动脉炎、单基因病、阻塞性睡眠呼吸暂停低通气综合征、偏头痛、高凝状态及肿瘤等（表 1-9）。下面就几种常见的 CS 病因进行阐述。

（一）隐匿性 AF

AF 是引起缺血性脑卒中的独立危险因素，隐匿性 AF（无症状 AF、亚临床 AF）则是 ESUS 的头号潜在病因。有研究显示，无症状 AF 累积时间超过 6 分钟，脑卒中风险就会增加。但在我国隐匿性 AF 检测率不高，根据 2013 年中国心血管病报告，我国 30 ～ 85 岁人群中 AF 总患病率约为 0.77%。因此，重视隐匿性 AF 检测并采取有效的脑卒中预防至关重要。多项临床试验结果表明，在 CS 患者中延长心电监测时间可有效提高 AF 检出率。目前检测隐匿性 AF 的技术包括在体外佩戴 2 ～ 4 周移动心脏遥测系统，以及 1 ～ 3 年的皮下环路记录器，而植入的起搏器或除颤装置可检测 3 年或更长时间内的 AF。

表 1-9 隐源性脑卒中常见的病因、发病率、检查方法及治疗方案

病因 [a]		发病率 [b]	检查方法 [c]	治疗方案 [c]
心源性	a）隐匿性 AF	监测 6 个月为 9%；监测 9 个月为 12%；监测 3 年为 30%	无创心电监测如未发现 AF；可置入性心电监测	抗凝治疗
	b）卵圆孔未闭	20%~40%	TEE	抗血小板（无静脉血栓）/抗凝/经皮卵圆孔未闭封堵治疗
动脉源性	a）主动脉弓硬化	—	TEE 优于 TTE	抗血小板 + 他汀类药物治疗
	b）动脉夹层	2%	DSA，CTA 或 MRA	抗凝治疗
	c）血管畸形（包括脑和颈部血管、肺动静脉畸形）	10%~19%	DSA，CTA 或 MRA	手术
	d）炎性动脉病变（如大动脉炎、变应性肉芽肿性血管炎、梅毒、系统性红斑狼疮）	—	免疫相关指标	抗感染治疗
OSAS		—	睡眠呼吸监测	持续气道正压通气
偏头痛		0.5%~1.5%	—	对症止痛

续表 c

病因 a	发病率 b	检查方法 c	治疗方案 c
血液病			
a) 镰状细胞贫血	—	血常规及骨髓穿刺	—
b) 红细胞增多症	—	血常规及骨髓穿刺	—
c) 阵发性睡眠性血红蛋白病	—	血常规及骨髓穿刺	—
单基因病			
a) CADASIL、CARASIL 病	—	基因检测	无有效治疗方法
b) Fabry 病	—	基因检测	—
其他			
a) 肿瘤	—	胸部/腹部/骨盆 CT	治疗肿瘤基础上抗血小板或抗凝治疗
b) 高凝状态	—	凝血功能测定	抗凝治疗

注：a 仅列出较常见的病因；b 指在隐源性脑卒中患者中该疾病的发病率，仅列出常见病因的发病率；c 仅列出相对推荐的检查方法及治疗方案，其中对于部分疾病关于抗血小板治疗还是抗凝治疗尚无相关指南列出了相关治疗的治疗方案。—：目前暂无法提供准确发病率、伴皮质下梗死和白质脑病推荐的治疗方案。

AF：心房颤动；OSAS：阻塞性睡眠呼吸暂停低通气综合征；CADASIL：伴皮质下梗死和白质脑病的常染色体显性遗传性脑动脉病；CARASIL：伴皮质下梗死和白质脑病的常染色体隐性遗传性脑动脉病；TEE：经食管超声心动图；TTE：经胸超声心动图；DSA：数字减影血管造影；MRA：MR 血管成像；CTA：CT 血管造影。

（二）卵圆孔未闭

卵圆孔未闭（patent foramen ovale，PFO）是指出生后卵圆孔瓣未能与继发隔粘连、融合而充分闭合卵圆孔，左、右心房间先天没有关闭的孔道，从而导致心房水平分流的一种常见先天性心脏病。PFO 与 CS 密切相关，在成人中 PFO 的发生率为 17% ～ 35%，其中有 20% ～ 40% 的 PFO 可发生缺血性脑卒中。PFO 引起缺血性脑卒中的机制是反常栓塞，即来自静脉系统和右心房的血栓，在某些诱因下（如肺动脉高压、Valsalva 动作等导致右心房内压力升高）经未闭合的卵圆孔进入动脉系统，从而引起脑、肾、胃肠道及外周动脉系统栓塞。目前直接诊断 PFO 公认的最优方法是经食管超声心动图（transesophageal echocardiography，TEE），其灵敏度高达 90%。TCD 发泡试验（间接诊断）在异常血液分流方面较 TEE 敏感度更高，但不能同时提供其他结构性心脏病变和主动脉弓动脉粥样硬化的信息。

（三）主动脉粥样硬化

主动脉粥样硬化斑块是中老年 CS 患者应重点考虑的病因之一。主动脉粥样硬化性斑块引起缺血事件的主要机制为动脉 - 动脉栓塞，升主动脉及主动脉弓部近端易损斑块脱落可随着血流进入头臂干、左颈总动脉及左锁骨下动脉，导致相应脑供血区发生栓塞事件。主动脉粥样硬化斑块越厚就越不稳定，脑卒中的风险也就越大。主动脉弓斑块厚度 > 4 mm 是缺血性脑卒中风险的独立预测因子。目前，TEE 是主动脉弓斑块检测的金标准，可以清晰地探查有无斑块、测量斑块的厚度、成分及稳定程度，与 73% 的病理分级一致，且检测主动脉弓血栓的敏感度和特异度均超过 90%。

（四）脑动脉夹层

脑动脉夹层是青年 CS 应考虑的病因。约 2% 的缺血性脑卒中由脑动脉夹层所致，但在青年缺血性脑卒中患者中有 10% ～ 25% 是由脑动脉夹层所致。动脉夹层是指一层或多层血管壁撕脱，血液进入血管壁，在血管壁内形成壁内血肿或引起血栓形成，从而导致血流动力学改变，而脑动脉夹层所致缺血性脑卒中以动脉 – 动脉栓塞机制更常见，而不是夹层引起的血管狭窄或闭塞。DSA 是诊断脑动脉夹层的金标准。然而，DSA 有时也不能给出动脉夹层的确切诊断，因为它不能显影动脉壁和管壁内血肿的形态，因此可结合高分辨血管壁磁共振成像对 DSA 进行补充，如夹层内膜片、壁间血肿形成、双腔征等磁共振征象。

二、诊断

当患者为急性起病，出现局灶神经功能缺损（一侧面部或肢体无力或麻木，语言障碍等），少数为全面神经功能缺损，影像学提示皮质或较大的深部脑梗死，且经过上述常规血管成像、心脏或血液学检查未检测出常见病因时，可认为是标准评估后的 CS。但是有效检出潜在的 CS 病因是分类治疗及二级预防的前提，对于经标准评估后考虑为 CS 的患者，建议采取高级评估及专项评估。CS 的诊断流程详见图 1-3。

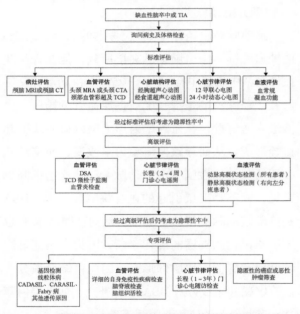

CADASIL：伴皮质下梗死和白质脑病的常染色体显性遗传性脑动脉病；CARASIL：伴有皮质下梗死和白质脑病的常染色体隐性遗传性脑动脉病；TCD：经颅多普勒；DSA：数字减影血管造影；MRA：MR 血管成像；CTA：CT 血管造影。

图 1-3 CS 的诊断流程

三、治疗

CCE 急性期的治疗与缺血性脑卒中治疗原则相同，如静脉溶栓、血管内介入治疗等。由于 ESUS 病因隐匿，所以积极明确其潜在的病因并采取相应二级预防尤为重要。对已经明确病因的 CS 患者，可根据病因采取相应的二级预防方案；心源性栓塞患者，抗凝治疗可显著降低其脑卒中复发率；PFO 患者，可采取经皮卵圆孔未闭封堵术预防栓塞；主动脉弓硬化患者，可采取抗血小板、他汀类药物治疗；脑动脉夹层患者，应采取血管内支架置入术，术后规范抗凝治疗。

目前对于 ESUS 患者应给予抗凝治疗还是抗血小板治疗尚无定论。有关 ESUS 抗凝与抗血小板治疗的两项 RCT（NAVIGATE ESUS 研究、RE-SPECT ESUS 研究）已公布研究结果，即抗凝治疗并不优于抗血小板治疗。分析其阴性结果的原因为 ESUS 异质性较大，存在各种潜在病因影响；没有入选最合适的患者；随访时间相对较短，例如，能够从抗凝治疗中获益的隐匿性 AF 患者比例低且需要更长的随访时间方可明确其抗凝疗效。

综上所述，CS 在缺血性脑卒中所占比例仍较高，病因多种多样，在实际临床工作中，应尽可能地明确 CS 的病因，并根据病因予以相应治疗及二级预防策略。如经过充分的诊断评估后仍不能确定 CS 病因，则应加强随访，长期、动态地评估其潜在的病因。

（张玉生）

参考文献

[1] FONSECA A C，MERWICK Á，DENNIS M，et al. European Stroke Organisation（ESO）guidelines on management of transient ischaemic attack. European Stroke Journal，2021，6（2）：V.

[2] GU H Q，YANG X，WANG C J，et al. Clinical characteristics，management，and in-hospital outcomes in patients with stroke or transient ischemic attack in China. JAMA Network Open，2021，4（8）：e2120745.

[3] EASTON J D，SAVER J L，ALBERS G W，et al. Definition and evaluation of transient ischemic attack：a scientific statement for healthcare professionals from the American Heart Association/American Stroke Association Stroke Council；Council on Cardiovascular Surgery and Anesthesia；Council on Cardiovascular Radiology and Intervention；Council on Cardiovascular Nursing；and the Interdisciplinary Council on Peripheral Vascular Disease. The American Academy of Neurology affirms the value of this statement as an educational tool for neurologists. Stroke，2009，40（6）：2276-2293.

[4]   [5]WANG Y, ZHAO X, JIANG Y, et al. Prevalence,
        knowledge, and treatment of transient ischemic attacks
        in China. Neurology, 2015, 84（23）: 2354-2361.

[5]   ENGELTER S T, AMORT M, JAX F, et al.
        Optimizing the risk estimation after a transient ischaemic
        attack-the ABCDE ⊕ score. Eur J Neurol, 2012, 19
        （1）: 55-61.

[6]   MERWICK A, ALBERS G W, AMARENCO P, et al.
        Addition of brain and carotid imaging to the ABCD 2 score
        to identify patients at early risk of stroke after transient
        ischaemic attack: a multicentre observational study. The
        Lancet Neurology, 2010, 9（11）: 1060-1069.

[7]   NASR D M, BROWN R D, JR. The challenges of
        stroke prediction scores. JAMA Neurology, 2016, 73
        （5）: 510-511.

[8]   YAGHI S, ROSTANSKI S K, BOEHME A K, et al.
        Imaging parameters and recurrent cerebrovascular events
        in patients with minor stroke or transient ischemic attack.
        JAMA Neurology, 2016, 73（5）: 572-578.

[9]   JOHNSTON S C, AMARENCO P, ALBERS G W,
        et al. Ticagrelor versus aspirin in acute stroke or transient
        ischemic attack. N Engl J Med, 2016, 375（1）: 35-43.

[10]   JOHNSTON S C, EASTON J D, FARRANT M, et al.
        Clopidogrel and aspirin in acute ischemic stroke and high-
        risk TIA. N Engl J Med, 2018, 379（3）: 215-225.

[11]   BAS D F, OZDEMIR A O, COLAK E, et al. Higher
        insulin resistance level is associated with worse clinical
        response in acute ischemic stroke patients treated with

intravenous thrombolysis. Translational Stroke Research，2016，7（3）：167-171.

[12] AMARENCO P. Transient ischemic attack. N Engl J Med，2020，382（20）：1933-1941.

[13] AMARENCO P，LAVALLéE P C，LABREUCHE J，et al. One-year risk of stroke after transient ischemic attack or minor stroke. N Engl J Med，2016，374（16）：1533-1542.

[14] AMARENCO P，LAVALLéE P C，MONTEIRO TAVARES L，et al. Five-year risk of stroke after tia or minor ischemic stroke. N Engl J Med，2018，378（23）：2182-2190.

[15] SACCO R L，RUNDEK T. The value of urgent specialized care for tia and minor stroke. N Engl J Med，2016，374（16）：1577-1579.

[16] LAVALLéE P C，SISSANI L，LABREUCHE J，et al. Clinical significance of isolated atypical transient symptoms in a cohort with transient ischemic attack. Stroke，2017，48（6）：1495-1500.

[17] COUTTS S B，MOREAU F，ASDAGHI N，et al. Rate and prognosis of brain ischemia in patients with lower-risk transient or persistent minor neurologic events. JAMA Neurology，2019，76（12）：1439-1445.

[18] MCCULLOUGH-HICKS M E，ALBERS G W. Benefits of magnetic resonance imaging for patients presenting with low-risk transient or persistent minor neurologic deficits. JAMA Neurology，2019，76（12）：1421-1423.

[19] ROTHWELL P M，ALGRA A，CHEN Z，et al. Effects of aspirin on risk and severity of early recurrent

stroke after transient ischaemic attack and ischaemic stroke: time-course analysis of randomised trials. Lancet (London, England), 2016, 388 (10042): 365-375.

[20] PAN Y, ELM J J, LI H, et al. Outcomes associated with clopidogrel-aspirin use in minor stroke or transient ischemic attack: a pooled analysis of clopidogrel in high-risk patients with acute non-disabling cerebrovascular events (CHANCE) and platelet-oriented inhibition in new TIA and minor ischemic stroke (POINT) Trials. JAMA Neurology, 2019, 76 (12): 1466-1473.

[21] JOHNSTON S C, ELM J J, EASTON J D, et al. Time course for benefit and risk of clopidogrel and aspirin after acute transient ischemic attack and minor ischemic stroke. Circulation, 2019, 140 (8): 658-664.

[22] AMARENCO P, KIM J S, LABREUCHE J, et al. A comparison of two LDL cholesterol targets after ischemic stroke. N Engl J Med, 2020, 382 (1): 9.

[23] POWERS W J, RABINSTEIN A A, ACKERSON T, et al. Guidelines for the early management of patients with acute ischemic stroke: 2019 update to the 2018 guidelines for the early management of acute ischemic stroke: a guideline for healthcare professionals From the American Heart Association/American Stroke Association. Stroke, 2019, 50 (12): e344-e418.

[24] BAHIT M C, VORA A N, LI Z, et al. Apixaban or warfarin and aspirin or placebo after acute coronary syndrome or percutaneous coronary intervention in patients with atrial fibrillation and prior stroke: a

post hoc analysis from the AUGUSTUS trial. JAMA Cardiology, 2022, 7（7）: 682-689.

[25] CLARKE A, REDDIN C, MURPHY R, et al. Does prior use of antiplatelet therapy modify the effect of dual antiplatelet therapy in transient ischaemic attack/ minor ischaemic stroke: a systematic review and meta- analysis. Eur J Neurol, 2022, 29（9）: 2864-2868.

[26] GAO P, WANG T, WANG D, et al. Effect of stenting plus medical therapy vs medical therapy alone on risk of stroke and death in patients with symptomatic intracranial stenosis: the CASSISS randomized clinical trial. Jama, 2022, 328（6）: 534-542.

[27] JOUNDI R A. In patients with stroke or TIA and CYP2C19 loss-of-function alleles, ticagrelor vs. clopidogrel reduced 90-d stroke. Ann Intern Med, 2022, 175（3）: Jc30.

[28] KIMURA S, TOYODA K, YOSHIMURA S, et al. Practical "1-2-3-4-Day" rule for starting direct oral anticoagulants after ischemic stroke with atrial fibrillation: combined hospital-based cohort study. Stroke, 2022, 53（5）: 1540-1549.

[29] KIRSHNER H S. The concept of transient ischemic attack. Jama, 2022, 327（24）: 2456-2457.

[30] KOPCZAK A, SCHINDLER A, SEPP D, et al. Complicated carotid artery plaques and risk of recurrent ischemic stroke or TIA. J Am Coll Cardiol, 2022, 79（22）: 2189-2199.

[31] MACSWEENEY S, SUBRAMANIAN G, PODLASEK

A, et al. Urgent need to update NICE guidelines on imaging for transient ischaemic attack. Lancet（London, England）, 2022, 400（10349）: 357.

[32] MCGURGAN I J, KELLY P J, TURAN T N, et al. Long-term secondary prevention: management of blood pressure after a transient ischemic attack or stroke. Stroke, 2022, 53（4）: 1085-1103.

[33] PAN Y, MENG X, JIN A, et al. Time course for benefit and risk with ticagrelor and aspirin in individuals with acute ischemic stroke or transient ischemic attack who carry CYP2C19 loss-of-function alleles: a secondary analysis of the CHANCE-2 randomized clinical trial. JAMA Neurology, 2022, 79（8）: 739-745.

[34] PHAN T G, CLISSOLD B, MA H. Time to antithrombotic therapy after transient ischaemic attack and ischaemic stroke. Med J Aust, 2022, 216（10）: 495-497.

[35] POMERO F, GALLI E, BELLESINI M, et al. P2Y12 inhibitors plus aspirin for acute treatment and secondary prevention in minor stroke and high-risk transient ischemic attack: a systematic review and meta-analysis. Eur J Intern Med, 2022, 100: 46-55.

[36] WANG Y, PAN Y, LI H, et al. Time course for benefit and risk of ticagrelor and aspirin in acute ischemic stroke or transient ischemic attack. Neurology, 2022, 99（1）: e46-e54.

[37] WILLEY J Z, CHATURVEDI S. Bleeding from antiplatelet agents in patients with stroke and transient

ischemic attack: how important is it. Neurology, 2022, 99 (6): 223-224.

[38] XIAN Y, XU H, SMITH E E, et al. Evaluation of evidence-based dual antiplatelet therapy for secondary prevention in US patients with acute ischemic stroke. JAMA Intern Med, 2022, 182 (5): 559-564.

[39] XU J, HAO X, ZHAN R, et al. Effect of lipoprotein (a) on stroke recurrence attenuates at low LDL-C (low-density lipoprotein) and inflammation levels. Stroke, 2022, 53 (8): 2504-2511.

[40] XU R, ZHANG X, LIU S, et al. Percutaneous transluminal angioplasty and stenting for vertebral artery stenosis. Cochrane Database Syst Rev, 2022, 5 (5): Cd013692.

[41] 饶明俐. 脑血管疾病. 2版. 北京: 人民卫生出版社, 2012.

[42] MESCHIA J F, BUSHNELL C, BODEN-ALBALA B, et al. Guidelines for the primary prevention of stroke: a statement for healthcare professionals from the American Heart Association/ American Stroke Association. Stroke, 2014, 45 (12): 3754-3832.

[43] KERNAN WIN, OVHIAGELE B, BLACK H B, et al. Guidelines for the prevention of stroke in patients with stroke and transient ischemic attack: a guideline for healthcare professionals from the American Heart Association/American Stroke Association. Stroke, 2014, 45 (7): 2160-2236.

[44] 短暂性脑缺血发作中国专家共识组. 短暂性脑缺血发

作的中国专家共识更新版（2011 年）. 中华内科杂志，
2011，50（6）：530-533

[45] 高旭光. 卒中病理生理、诊断及其治疗. 3 版. 沈阳：
辽宁科学技术出版社，2001.

[46] NORRVING B. Oxford textbook of stroke and cerebrovascular
disease. Oxford：Oxford University Press，2014.

[47] BRAININ M，HEISS W D. Text book of stroke medicine.
New York：Cambridge University Press，2009.

[48] WARLOW C，VAN GIJN J，DENNIS M，et al.
Stroke：Practical Management. 3nd ed. Malden：
Blackwell Publishing，2008.

[49] JAUCH E C，SAVER J L，ADAMS HP JR，et al.
Guidelines for the early management of patients with acute
ischemic stroke：a guideline for healthcare professionals
from the American Heart Association/ American Stroke
Association. Stroke，2013，44（3）：870-947.

[50] CONNOLLY ES JR，RABINSTEIN A A，
CARHUAPOMA J R，et al. Guidelines for the management
of aneurysmal subarachnoid hemorrhage：a guideline
for healthcare professionals from the American Heart
Association/ american Stroke Association. Stroke，
2012，43：1711-1737.

[51] 吴江，贾建平. 神经病学. 3 版. 北京. 人民卫生出版
社，2015.

[52] 王拥军，徐安定. 中国短暂性脑缺血发作早期诊治指
导规范. 2021 年版. 北京. 人民卫生出版社，2021.

[53] 李婷婷、孙千惠，王博远，等. 脉血康胶囊治疗急性
脑梗死的临床疗效及安全性系统评价和 GRADE 证据

级别评价 . 中草药，2021，52（2）：483-494.

[54] 孟甜甜，解小龙，程江艳，等 . 益气活血类中成药治疗脑梗死恢复期的网状 Meta 分析 . 中草药，2021，52（21）：6637-6647.

[55] 姚庆萍 . 复方地龙胶囊联合纤溶酶治疗急性脑梗死的临床研究 . 现代药物与临床，2021，36（4）：769-772

[56] 吕秀武，区健刚，董文韬，等 . 复方地龙胶囊治疗缺血性中风恢复期临床疗效分析 . 黑龙江医药，2020，33（2）：296-297.

[57] 李亚丰 . 复方地龙胶囊治疗缺血性中风恢复期临床疗效分析 . 北方药学，2016，13（10）：84-84，85.

[58] 赵瑞亭，邢国平，于海宁，等 . 依达拉奉右莰醇治疗血管性痴呆的实验研究 . 河北医药，2022，44（17）：2626-2629.

[59] 姜飞，王东玉 . 依达拉奉右莰醇联合尿激酶静脉溶栓治疗急性脑梗死合并糖尿病对患者血清氧化应激水平、颈总动脉内 - 中膜厚度、血清基质金属蛋白酶 -12 水平的影响 . 陕西医学杂志，2022，51（1）：88-91.

[60] 高学敏，张德芹，陈可冀，等 . 中西医结合心脑血管病杂志，2015，13（6）：708-710.

[61] XINGXING LAI, ZHENYU DONG, SHENGXIAN W U, et al. Efficacy and safety of Chinese herbal medicine compared with losartan for mild essential hypertension：a randomized, multicenter, double-blind, noninferiority trial. Circulation：Cardiovascular Quality and Outcomes 2022, 15：e007923.

[62] 中国医师协会中西医结合医师分会，国家中医心血管病临床医学研究中心 . 口服银杏叶制剂临床应用中国

专家共识（2020）. 中国中西医结合杂志，2020，40（12）：1424-1429.

[63] 唐敏，唐晓玲，陈荣. 三七总皂苷治疗心血管疾病临床研究进展. 中国中医药信息杂志，2006，13（9）：93-96.

[64] 国家药典委员会. 中华人民共和国药典临床用药须知：中药成方制剂卷（2015年版）. 中国医药科技出版社，2015.

[65] 龚国清，钱之玉，周曙. 新药复方地龙胶囊的药效学研究. 中国新药杂志，2001，11：821-823.

[66] 陈婧. 脑心通胶囊对脑梗死恢复期和后遗症期气虚血瘀证患者肱动脉内皮功能的影响. 北京中医药大学，2013：19-27.

[67] 王瑞连，毛勇，刘兰红. 天丹通络胶囊治疗脑血栓形成恢复期患者的疗效观察. 中国实用医药，2022，17（15）：95-97.

[68] 曹烨民，王御震，裴晓华等. 通塞脉片/胶囊治疗周围血管疾病临床应用专家共识. 中国中药杂志，2021，46（24）：6568-6573.

[69] 马连越. 通心络抑制动脉粥样硬化斑块进展的作用及其机制研究. 山东大学，2016：13-14.

[70] 朱成全，张玉亮，朱兆洪. 银丹心脑通胶囊治疗老年缺血性中风的临床研究. 中西医结合心脑血管病杂志，2013，11（2）：172-174.

[71] 脑卒中防治工程委员会. 中国脑卒中防治指导规范（2021年版）.（2021-08-31）[2024-08-27]. http://www.nhc.gov.cn/yzygj/s3593/202108/50c4071a86df4bfd9666e9ac2aaac605.shtml.

[72] 贾建平，陈生弟 . 神经病学 . 8 版 . 北京：人民卫生出版社，2018：195-204.

[73] 中国成人血脂异常防治指南修订联合委员会 . 中国成人血脂异常防治指南（2016 年修订版）. 中华全科医师杂志，2017，16（1）：15-35.

[74] 中华中医药学会脑病分会，广东省中医药学会脑病专业委员会，广东省中西医结合学会卒中专业委员会 . 中西医结合脑卒中循证实践指南（2019）. 中国循证医学杂志，2020，20（8）：901-912.

[75] 中华医学会老年医学分会老年神经病学组，心源性卒中诊断中国专家共识撰写组 . 心源性卒中诊断中国专家共识（2020）. 中华老年医学杂志，2020，39（12）：1369-1378.

[76] 国家卫生健康委员会脑卒中防治专家委员会房颤卒中防治专业委员会，中华医学会心电生理和起搏分会，中国医师协会心律学专业委员会 . 中国心源性卒中防治指南（2019）. 中华心律失常学杂志，2019，23（6）：463-484.

[77] 国家卫生和计划生育委员会脑卒中医疗质量控制中心，中华预防医学会卒中预防与控制专业委员会 . 缺血性卒中 / 短暂性脑缺血发作患者合并心房颤动的筛查及抗栓治疗中国专家共识 . 中华内科杂志，2014，53（8）：665-671.

[78] 中华医学会神经病学分会，中华医学会神经病学分会脑血管病学组 . 中国急性缺血性脑卒中诊治指南2018. 中华神经科杂志，2018，51（9）：666-682.

[79] 中国卒中学会，中国卒中学会神经介入分会，中华预防医学会卒中预防与控制专业委员会介入学组：急

性缺血性卒中血管内治疗中国指南 2018. 中国卒中杂志, 2018, 13（7）: 706-729.

[80] 中华医学会神经病学分会, 中华医学会神经病学分会. 脑血管病学组. 中国缺血性脑卒中和短暂性脑缺血发作二级预防指南 2014. 中华神经科杂志, 2015, 48（4）: 258-273.

[81] 中国卒中学会. 中国脑血管病临床管理指南. 北京: 人民卫生出版社, 2019.

[82] 中华医学会心血管病学分会, 中国老年学学会心脑血管病专业委员会. 华法林抗凝治疗的中国专家共识. 中华内科杂志, 2013, 52（1）: 76-82.

[83] HINDRICKS G, POTPARA T, DAGRES N, et al. 2020 ESC Guidelines for the diagnosis and management of atrial fibrillation developed in collaboration with the European Association for Cardio-Thoracic Surgery（EACTS）: the task force for the diagnosis and management of atrial fibrillation of the European Society of Cardiology（ESC）Developed with the special contribution of the European Heart Rhythm Association（EHRA）of the ESC. Eur Heart J, 2021, 42（5）: 373-498.

[84] PISTERS R, LANE DA, NIEUWLAAT R, et al. A novel user-friendly score（HAS-BLED）to assess 1-year risk of major bleeding in patients with atrial fibrillation: the Euro Heart Survey. Chest, 2010, 138（5）: 1093-1100.

[85] HINDRICKS G, POTPARA T, DAGRES N, et al. 2020 ESC Guidelines for the diagnosis and management of atrial fibrillation developed in collaboration with the European Association for Cardio-Thoracic Surgery（EACTS）: The

Task Force for the diagnosis and management of atrial fibrillation of the European Society of Cardiology（ESC）Developed with the special contribution of the European Heart Rhythm Association（EHRA）of the ESC. Eur Heart J, 2021, 42（5）：373-498.

[86] 中华医学会心血管病学分会, 中华心血管病杂志编辑委员会. 中国左心耳封堵预防心房颤动卒中专家共识（2019）. 中华心血管病杂志, 2019, 47（12）：937-955.

[87] 崔福江, 王钊, 付泉, 等. 红花黄色素注射液治疗心源性脑栓塞临床研究. 河北中医, 2018, 40（11）：1637-1641.

[88] 周刚鑫. 罂粟碱治疗早期心源性脑栓塞临床分析. 中国实用神经疾病杂志, 2013, 16（16）：86.

[89] 罗列波, 李武丰. 祛瘀化痰通脉汤和参麦注射液治疗心源性脑栓塞疗效观察. 湖北中医杂志, 2010, 32（4）：18-19.

[90] 中国研究型医院学会脑小血管病专业委员会. 中国脑小血管病诊治专家共识 2021. 中国卒中杂志, 2021, 16（7）：716-726.

[91] 中华医学会神经病学分会, 中华医学会神经病学分会脑血管病学组. 中国脑小血管病诊治共识. 中华神经科杂志, 2015, 48（10）：838-844.

[92] PANTONI L. Cerebral small vessel disease：from pathogenesis and clinical characteristics to therapeutic challenges. Lancet Neurol, 2010, 9（7）：689-701.

[93] ROCCO J CANNISTRARO, MOHAMMED BADI, BENJAMIN H EIDELMAN, et al. CNS small vessel

disease A clinical review. American Academy of Neurology, 2019, 92（24）：1146-1156.

[94] 中华医学会老年医学分会老年神经病学组，脑小血管病认知功能障碍诊疗指南中国撰写专家组．脑小血管病相关认知功能障碍 中国诊疗指南（2019）．中华老年医学杂志，2019，38（4）：345-354.

[95] 贾建平，陈生弟，等．神经病学．8版．人民卫生出版社，2018：223

[96] 史玉泉，吕传真，周良辅，等．实用神经病学．4版．上海：上海科学技术出版社，2014：474-477

[97] 徐佳丽，李思颉，吉训明．烟雾病的治疗进展，中风与神经疾病杂志，2018，35（11）：1051

[98] 烟雾病治疗中国专家共识编写组．烟雾病治疗专家共识，国际脑血管病杂志，2019，27（9）：645-650.

[99] 朱华倩，何志义．脑动脉夹层与缺血性卒中．中国实用内科杂志，2014，34（5）：444-445

[100] 庄严，邓引生，吴旻，等，颅外段颈内动脉夹层的治疗．中国临床神经外科杂，2015，20（6）：3332-334.

[101] STEPHANIE DEBETTE, MIKAEL MAZIGHI, PHILIPPE BIJLENGA, et al. ESO guideline for the management of extracranial and intracranial artery dissection. European Stroke Journal, 2021, 6（3）：XXXIX-LXXXVIII.

[102] 张旭，夏君慧．原发性中枢神经系统血管炎的再认识．神经病学与神经康复学杂志，2020，16（2）：52-53.

[103] SAVER J L. CLINICAL PRACTICE. Cryptogenic stroke. N Engl J Med, 2016, 374（21）：2065-2074.

[104] LI L, YIIN G S, GERAGHTY O C, URSULA G

SCHULZE, et al. Incidence, outcome, risk factors, and long-term prognosis of cryptogenic transient ischaemic attack and ischaemic stroke: a population-based study. Lancet Neurol, 2015, 14（9）: 903-913.

[105] YAGHI S, BERNSTEIN RA, PASSMAN R, et al. Cryptogenic stroke: research and practice. Circ Res, 2017, 120（3）: 527-540.

[106] HART R G, DIENER H-C, COUTTS S B, et al. Embolic strokes of undetermined source: the case for a new clinical construct. Lancet Neurol, 2014, 13（4）: 429-438.

[107] 付琳, 陈晓霞, 王晓蓉, 等. 隐源性卒中的研究进展. 中华神经科杂志, 2017, 12（50）: 943-947.

[108] HEALEY J, CONNOLLY S, GOLD M, et al. Subclinical atrial fibrillation and the risk of stroke. N Engl J Med, 2012, 366（2）: 120-129.

[109] 陈伟伟, 高润霖, 刘力生, 等. 中国心血管病报告2013概要. 中国循环杂志, 2014, 7: 487-491.

[110] ARFARAS-MELAINIS A, PALAIODIMOS L, MOJADIDI M. Transcatheter closure of patent foramen ovale: randomized trial Update. Interv Cardiol Clin, 2019, 8（4）: 341-356.

[111] LEYS D, BANDU L, HÉNON H. Clinical outcome in 287 consecutive young adults（15 to 45 years）with ischemic stroke. Neurology, 2002, 59（1）: 26-33.

[112] 中华医学会神经病学分会, 中华医学会神经病学分会脑血管病学组. 中国脑血管病影像应用指南2019. 中华神经科杂志, 2020, 53（4）: 250-268.

[113] 中华医学会神经病学分会，中华医学会神经病学分会脑血管病学组.中国急性缺血性脑卒中诊治指南2018.中华神经科杂志，2018，51（9）：666-682.

[114] 中华医学会神经病学分会，中华医学会神经病学分会脑血管病学组，中华医学会神经病学分会神经血管介入协作组.中国急性缺血性卒中早期血管内介入诊疗指南2022.中华神经科杂志，2022，55（06）：565-580.

[115] HART R，SHARMA M，MUNDL H，et al. Rivaroxaban for Stroke Prevention after Embolic Stroke of Undetermined Source. N Engl J Med. 2018，378（23）：2191-2201.

[116] DiENER H，SACCO R，EASTON J，et al. Dabigatran for prevention of stroke after embolic stroke of undetermined source. N Engl J Med，2019，380（20）：1906-1917.

[117] 付佳玉，方堃，程忻.不明原因栓塞性卒中的诊治及研究展望.中华神经科杂志，2020，53（9）：721-727.

颅内静脉系统血栓形成的
药物治疗

颅内静脉系统血栓形成（cerebral venous thrombosis，CVT）是由各种原因引起的脑静脉回流受阻或脑脊液循环障碍的一组血管疾病，包括颅内静脉窦和静脉血栓形成，约占所有脑血管病的 0.5% ～ 1%。随着检查技术的进步和临床医生对本病认识的提高，本病的检出率逐年增高，同时早期诊断和治疗使得该病的预后也好于从前。

一、病因及危险因素

临床研究显示，在发达国家病因以非感染性为主，在发展中国家以感染性多见。感染性因素常来源于头面部和耳道细菌感染；非感染性因素包括遗传性或获得性血栓形成、血液系统疾病、自身免疫性疾病、颅内外肿瘤、颅脑外伤、妊娠期、产褥期，肥胖，各种相关药物的应用（如口服避孕药、激素替代治疗、肿瘤化疗药物、止血药物等）。

不同于动脉血栓栓塞性脑血管病，CVT 患者往往缺乏传统脑血管病的危险因素，发病年龄轻

（80% 的患者小于 50 岁），女性多见（75% 的患者是女性）。育龄期女性以口服避孕药、产褥期多见。值得注意的是，近年来过度卵巢刺激干预和人工流产后的 CVT 报道有所增加。

二、临床表现

颅内静脉系统血栓形成的临床表现复杂多样，缺乏特异性，临床特征取决于血栓部位、性质、范围和脑组织损害程度。

（一）颅内高压和其他全脑损害

头痛是 CVT 最常见的表现之一，超过 80% 的患者可出现头痛，多由颅内高压引起。头痛可伴有或不伴有呕吐、视乳头水肿、视野缺损、视力障碍、搏动性耳鸣和外展神经麻痹的表现。

部分患者可能出现意识障碍、精神行为异常、认知障碍等全脑弥漫性损害的表现。当累及脑深部静脉系统时，病情危重，可能很快进入昏迷、去大脑强直，甚至死亡。

（二）局灶性神经功能缺损

40% ～ 60% 的患者出现局灶性神经功能缺损，以中枢性运动障碍最常见，可表现为单瘫、偏瘫，甚至脑深静脉系统受累出现双侧瘫，还可有感觉缺失、失语或偏盲等表现。继发感染性 CVT 还常伴有眼球运动障碍、眶周水肿、眼痛等。

（三）痫性发作

痫性发作也是 CVT 的常见表现之一，40% 的患者可有痫性发作。在幕上出血性病变、上矢状窦或皮层静脉血栓患者中更为常见，尤其是疾病的急性期。单纯大脑皮质静脉血栓形成时，痫性发作可作为其唯一症状。

三、检查及诊断

临床表现多样化使 CVT 的诊断具有一定挑战性。另外需要注意的是，一般认为，CVT 所致的颅内静脉或静脉窦高压促使生理性的硬脑膜动静脉分流开放，进而形成动静脉瘘。CVT 继发硬脑膜动静脉瘘的发生率可高达 39%，血栓多位于动静脉瘘的附近或引流静脉的下游，血液回流则多经皮质静脉为主，出现头痛、搏动性耳鸣、颅内出血等表现。因此不明原因的硬脑膜动静脉瘘均应排除 CVT 的可能。

神经影像学对 CVT 的诊断具有重要价值。目前该病的诊断主要依靠多模态影像学技术的联合应用。

（一）神经影像学诊断

神经影像学是 CVT 诊断和定位的金标准。推荐对于不明原因的皮层出血或多动脉供血区的脑梗死进行脑静脉系统影像学检查。

1. 头颅 CT/CT 静脉成像

（1）CT 平扫：CT 平扫的直接征象是与静脉窦位置一致的高密度"条索征"。间接征象包括弥漫的脑组织肿胀、静脉性脑梗死和脑出血等，出血部位多位于脑叶，可多部位同时发生，有时呈点状渗血，也可形成实体血肿。大约 30% 的 CVT 患者头颅 CT 平扫无异常发现。

（2）CT 增强扫描：CT 增强扫描同样可发现平扫所见的非特异性间接征象，增强扫描的优势在于可显示血栓时相应静脉窦腔内对比剂的充盈缺损。冠状成像上的上矢状窦血栓可呈"空 delta 征"，也叫"空三角征"，即腔内血栓因对比剂充盈缺损而呈低密度，周边围绕着被对比剂强化的三角形高密度区。

（3）CT 静脉成像：具有较高的敏感性和特异性，可显示静脉窦闭塞和窦内血栓，结合 CT 或 MRI 检查可对颅内静脉窦血栓形成做出明确诊断，但对于皮质静脉血栓形成的诊断价值较低。

2. 头颅 MRI / 磁共振静脉成像（MRV）

（1）磁共振的多种成像序列可直接显示颅内静脉窦或静脉血栓，以及各种继发性脑损害，具有较高的敏感性和特异性。相比 CT/CT 静脉成像具有无 X 线辐射和对比剂安全性好的优势，是诊断 CVT 的有利工具。

（2）MRI 显示的血栓信号具有时间依赖性，急性期可表现为 T_1WI 等信号、T_2WI 低信号，亚急性期 T_1WI 和 T_2WI 均为高信号，而慢性期 T_1WI 和 T_2WI 均为低信号。间接征象包括血管源性和细胞毒性脑水肿、静脉性梗死、脑出血和蛛网膜下腔出血等。类似 CT 增强扫描，T_1 增强扫描也可出现对比剂充盈缺损的"空 delta 征"。

（3）MRV 是诊断 CVT 的常用影像学手段，大部分情况下可做出准确诊断，因其非侵袭性的优势，在一定程度上甚至代替了 DSA。对比增强 MRV 相比时间飞秒 MRV，由于消除了血管内湍流，使颅内静脉和静脉窦显示更为清晰。但 MRV 显示单纯皮质静脉血栓的能力较弱。

（4）随着多种磁共振成像序列的发展，如磁敏感加权成像、T_2^* 梯度回波、T_1 快速自旋回波序列和增强三维预磁化快速梯度回波成像等，都能提高 CVT 的诊断敏感性和特异性。

3. DSA

DSA 过去一直被认为是诊断 CVT 的金标准，可直接显示血栓的部位和范围及周围血管的情况。诊断静脉窦血栓的最佳征象是静脉窦内的充盈缺损或不显影。逆行脑静脉造影发现静脉窦内狭窄远近端压力梯度 > 12 mmHg 可支持 CT 静脉成像诊断。但 DSA 对于单纯皮质静脉血栓形成的诊断不具有优势，具有有创性和操作不当导致颅内压增高的风险。因此 DSA 一般在 MRV 或 CT 静脉成像检查仍不能明确诊断或拟行血管内介入治疗时使用。

（二）实验室检查

1. 血液学检查

常规血液学检查对 CVT 有提示作用，且有助于筛查潜在的危险因素和病因。如：D- 二聚体增高可作为辅助诊断的重要指标，但是缺乏特异性；血栓形成倾向的易患因子，如蛋白 C、蛋白 S 或凝血酶Ⅲ缺陷和凝血 V 因子 *Leiden* 基因突变等对 CVT 的诊断及病因筛查有重要价值。另外，血液学检查还可发现如骨髓异常增殖性疾病、慢性炎性病变、血液系统疾病、肾病综合征及各种自身免疫性疾病或肿瘤等，亦有助于 CVT 的病因诊断。

2. 脑脊液检查

大多数 CT 静脉成像患者脑脊液压力增高，感染性因素继发的可伴有细胞数和蛋白的增高，但这些改变无特异性。腰椎穿刺检查可明确是否存在颅内高压，简单的压颈试验有助于判断一侧横窦和乙状窦是否受累。部分感染性继发的 CVT 患者脑脊液有助于查找病因并指导治疗。

四、治疗和预防

CVT 的治疗包括对症治疗、病因治疗、血管再通治疗及并发症处理等，这里重点介绍药物治疗和预防。

（一）病因治疗

CVT 的病因主要包括感染性因素和非感染性因素，积极查找病因是治疗的关键。

（1）感染性因素：早期、足量、足疗程的敏感抗生素治疗能有效控制感染、防止复发，在未查明致病菌前，可使用广谱抗生素。对于原发部位的化脓性病灶，必要时可在应用抗生素治疗的基础上行外科手术清除病灶。

（2）非感染性因素：对由于遗传缺陷所致的血栓前状态，包括凝血 V 因子 *Leiden* 基因突变、蛋白 C 和蛋白 S 缺陷相关的 CVT，主要采用抗凝治疗。避孕药物相关的 CVT 患者，应尽快停用此类药物。既往有 CVT 病史的育龄女性，孕期再次出现 CVT 的风险并不高，因此，发生过 CVT 并非怀孕的禁忌证，但应告知其妊娠中静脉血栓形成和流产风险。自身免疫性疾病相关的 CVT 应积极治疗自身免疫性疾病。

（二）抗凝治疗

1. 急性期药物应用

（1）药物种类（普通肝素和低分子肝素）：急性期抗凝治疗的目的是促进血栓溶解、防止血栓扩展。小样本的随机对照研究证明了肝素治疗可以改善患者预后，且不增加颅内外出血风险。另一项随机对照研究，32 例使用普通肝素和 34 例使用低分子肝素对比，普通肝素组一次性静脉团注 80 U/kg，后以每小时 18 U/kg 的速度持续静脉输注，使部分凝血活酶时间延长 1.5 ～ 2.5 倍；低分子肝素组每天两次皮下注射 100 U/kg，两组均维持 14 天，随后口服抗凝药物至少 6 个月。结果显示，住院期间普通肝素组 6 例死亡，低分子肝素组住院期间无死亡。还有大规模多中心研究也发现了相比普通肝素组，低分子肝素组的长期预后更好。

普通肝素应使部分凝血活酶时间延长 1.5 ～ 2.5 倍，有学者建议首先一次性团注 6000 U，随后以 400 ～ 600 U/h 持续静脉微量泵注射维持，每 2 小时监测部分凝血活酶时间，以调整微量泵的速度和注射总量。低分子肝素无需监测凝血指标，治疗剂量按体重进行调整，通常为 90 ～ 100 AxaIU/kg（一般成人剂量为 0.4 ～ 0.6 mL），每日 2 次皮下注射。

（2）急性期抗凝启动时机和药物选择：CVT 患者急性期应尽早开始肝素治疗，伴有少量颅内出血并非治疗的绝对禁忌证。对于抗凝治疗前已存在的颅内出血，建议动态复查影像，监测血肿大小，如果血肿逐渐减少，可继续给予抗凝治疗，否则应避免抗凝治疗。

低分子肝素较普通肝素在安全性和有效性方面具有一定优势，建议优先使用低分子肝素，除非对低分子肝素过敏、有禁忌证的患者或需快速逆转抗凝作用的情况（如患者需进行血管内介入治疗），因为鱼精蛋白可完全消除普通肝素的抗凝作用，而对于低分子肝素的抗凝作用只有部分抵消作用。急性期抗凝治疗的持续时间尚有争议，通常持续 1～4 周。

2. 口服抗凝药物维持治疗

（1）抗凝持续时间：急性期抗凝治疗后，一般应继续口服抗凝药物。治疗持续时间由血栓形成倾向和复发风险决定，通常 3～12 个月。有明确可控诱发因素的抗凝治疗持续 3～6 个月；对于危险因素不明或有遗传性血栓形成倾向的，口服抗凝治疗应持续 6～12 个月；对于发作 2 次以上或有严重遗传性血栓形成倾向的，可考虑长期抗凝治疗。有研究表明，抗凝治疗 4 个月多数患者有不同程度的静脉窦再通，12 个月后再通率没有增加，且血管再通与神经功能恢复之间并无关联。因此不能单纯以闭塞静脉再通作为抗凝治疗持续时间的依据。

（2）口服抗凝药物选择：传统的口服抗凝药物是华法林。为了防止更换抗凝药物过程中出现患者病情波动，原则上，华法林与普通肝素或低分子肝素共同使用 3～5 天，当凝血酶原时间国际标准化比值（PT-INR）达到 2～3 后，停用肝素或低分子肝素，并定期监测 PT-INR，根据指标调整华法林用量。

新型口服抗凝药物（non-vitamin K antagonist oral anticoagulants，NOACs）包括直接凝血酶抑制剂达比加群酯（dabigatran）和 Xa 因子抑制剂利伐沙班（rivaroxaban）、阿哌沙班（apixaban）、依度沙班（edoxaban）等。由于其在深静脉血栓和肺栓塞中应用的有效性和安全性，NOACs 在 CVT 抗凝治疗中应用前景广阔。目前治疗 CVT 的研究多为一些个案报道或回顾性分析，达比加群酯和利伐沙班的回顾性研究发现，与华法林相比，血管再通率和临床预后相近，出血风险无明显差异。因此 NOACs 与华法林的有效性和安全性类似，并且具有使用方便的优势。目前国际上仍在进行一些 NOACs 治疗 CVT 的临床试验。

推荐的抗凝治疗总结如表 2-1 所示。

表 2-1 推荐的抗凝治疗总结（参考 2017 年欧洲脑卒中组织颁布的 "脑静脉血栓形成的诊断和治疗指南"）

主题	临床问题	推荐	证据质量	推荐水平	附加信息
急性期抗凝治疗	急性期抗凝治疗较非抗凝治疗是否改善临床预后	推荐应用治疗剂量的肝素治疗成人急性CVT患者，这一推荐同样适用于有颅内出血的患者	中等	强	儿童CVT的治疗无推荐
急性期抗凝治疗的类型选择	低分子肝素治疗普通肝素是否改善临床预后	推荐应用低分子肝素替代普通肝素治疗急性CVT患者。但对低分子肝素作用有禁忌证的患者或急需快速逆转抗凝作用的情况（如患者需要进行血管内介入治疗）不建议应用低分子肝素	低	弱	—
抗凝持续时间	长期抗凝（≥6个月）相比短期抗凝（<6个月）是否改善预后	建议CVT确诊后应用口服抗凝药物（维生素K拮抗剂）3～12个月以预防CVT复发和其他静脉血栓栓塞事件	极低	弱	复发性CVT患者或具有高血栓形成倾向的患者可能需要长期的抗凝治疗，建议根据特定的推荐以预防静脉血栓栓塞事件复发
	对于既往有CVT病史，长期抗凝治疗是否比短期抗凝降低复发率				
新型抗凝药物	与传统抗凝药物（肝素和维生素K拮抗剂）相比，新型口服抗凝药物能否改善临床预后，降低严重出血并发症和降低血栓复发	不推荐对CVT患者首直接应用新型口服抗凝药物，尤其是在急性期	极低	弱	—

（三）溶栓治疗

全身静脉溶栓治疗 CVT 的研究病例很少，多为个案报道且缺乏对照，尚不能评价疗效，同时还应注意颅内出血的风险。静脉窦内直接接触溶栓治疗能较迅速实现血管再通，但相比抗凝治疗，出血并发症风险较高，特别是治疗前存在颅内出血的患者。因此，鉴于抗凝治疗多数患者预后良好，并不建议对 CVT 患者常规使用窦内直接溶栓治疗。对少数发病 3 ～ 5 天，无严重颅内出血的重症 CVT 患者或经足量抗凝治疗无效的患者，在有条件的医院进行窦内直接溶栓治疗可能获益，但最佳的溶栓药物、剂量和给药方式仍在探讨中。正在进行的一项大规模多中心随机对照研究，旨在比较重症 CVT 患者静脉窦内溶栓治疗与常规抗凝治疗的疗效和安全性，期待在不久的将来能为静脉窦内溶栓治疗提供可靠的依据。

（四）血管内治疗

除了上述溶栓治疗里提到的静脉窦内接触溶栓治疗，血管内治疗还包括球囊扩张成型、机械取栓和血管内支架植入等，临床上有时两种或以上治疗方法联合使用。总体来说，CVT 血管内治疗的安全性和有效性有待进一步评估。对已有颅内出血或其他方法治疗无效的急性或亚急性 CVT 患者，在有神经介入治疗条件的医院，经导管机械取栓或球囊扩张成形术可作为一项治疗选择。慢性血栓所致的静脉窦狭窄和颅内压增高患者，有条件的医院在严格选择病例的基础上，可考虑狭窄部位的静脉窦支架植入术，但长期疗效和安全性仍待进一步评估。

（五）抗血小板或降纤治疗

目前缺乏抗血小板或降纤治疗在 CVT 中应用的随机对照或非对照病例研究，尚无确切证据表明其有效性和安全性。有研究发现，深静脉血栓和肺栓塞的复发病例每日服用阿司匹林有预防作用，但这种预防措施能否扩展到特定病因的 CVT 患者中尚不可知。CVT 的病因多样，抗凝结束后是否推荐长期抗血小板预防 CVT 的临床意见尚不统一。但伴有血液成分异常的患者，如血小板增多症或高纤维蛋白原血症患者可能从抗血小板或降纤治疗中获益。因此除非基础疾病治疗需要，不推荐常规使用抗血小板或降纤治疗。

（六）对症治疗

对症治疗主要包括对继发性癫痫和颅内压增高的管理。

1. 控制癫痫

40% 的患者可有癫痫发作，合并有癫痫发作时启动抗癫痫药物治疗是合理的，急性期后可逐渐减量，一般不需要长期应用抗癫痫药物。一般认为有幕上病变、颅内出血、皮质静脉血栓的癫痫发生率高，但是否预防性使用抗癫痫药物尚有争议。

2. 降低颅内高压

CVT患者脑水肿十分常见。轻度脑水肿经抗凝治疗后，血栓溶解，静脉回流改善，可有效降低颅内压。严重颅内压增高患者可给予头高脚低位、过度换气、甘露醇或呋塞米等降低颅内压治疗，口服乙酰唑胺等碳酸酐酶抑制剂也可缓解颅内高压。颅内压增高有脑疝风险者，应该紧急处理，必要时行去骨瓣减压手术。伴脑积水并脑室系统扩大者，可行脑脊液分流术。伴有进展性视力下降的颅内高压者，积极降低颅压是保护视神经最有效的治疗手段，对于短期内无法降低颅内压但视力进行性下降者，可行视神经鞘减压术以挽救视力。糖皮质激素治疗颅内高压有争议，且可能增加血栓形成的风险，因此除非基础疾病治疗需要，不推荐常规使用。

（七）孕产期治疗

华法林有导致子宫内出血、新生儿出血和致死性、胎儿畸形的风险，因此孕期禁用。对孕产期CVT患者推荐低分子肝素抗凝治疗持续到产后6周。有CVT病史并非妊娠的禁忌证，但孕期有静脉血栓形成和流产的风险，全孕期采用低分子肝素抗凝治疗可能获益。

对于因口服避孕药或激素替代治疗继发 CVT 患者应停用该类激素。此外，由于 CVT 有复发风险存在，口服避孕药者应避免再次服用，可改用其他避孕措施。育龄期女性，尤其肥胖者，应尽量避免使用口服避孕药，以预防 CVT 的发生。

CVT 的处理流程如图 2-1 所示，孕产期女性 CVT 治疗和预防复发建议总结如表 2-2 所示。

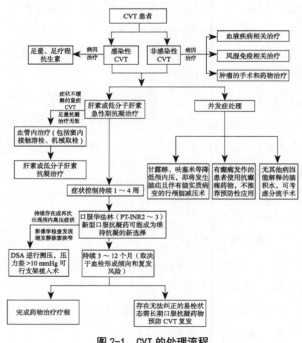

图 2-1　CVT 的处理流程

表2-2 孕产期女性CVT治疗和预防复发建议总结（参考2017年欧洲脑卒中组织颁布的"脑静脉血栓形成的诊断和治疗指南"）

主题	临床问题	推荐	证据质量	推荐水平
妊娠期CVT	对妊娠期和产褥期妇女，抗凝治疗是否能够改善预后且不对母亲和胎儿带来重大风险	推荐对妊娠期和产褥期的急性CVT患者皮下注射低分子肝素治疗	低	弱
CVT后的避孕药物应用	既往有CVT的患者应用口服激素类避孕药是否增加CVT和其他静脉血栓形成的风险	应告知生育期女性和既往有CVT的女性口服避孕药的风险，并建议避免使用	极低	弱
既往有CVT病史的妊娠安全性	既往有CVT的女性，若不将怀孕列为禁忌证，是否会增加CVT或其他静脉血栓形成以上肢或下肢深静脉血栓形成、肺栓塞、腹腔或盆腔静脉血栓）的风险	不能因为既往有CVT的病史而禁止妊娠，建议告知其妊娠中静脉血栓形成和流产的风险	低	弱
	对于既往有CVT病史的妊娠女性，预防性应用抗凝药物是否能够减少血栓栓塞时间或影响妊娠结局	既往有CVT病史的女性如果应用治疗剂量抗凝药物的禁忌，建议在妊娠期/产褥期预防性皮下注射低分子肝素	极低	弱

（岳伟）

参考文献

[1] DE BRUIJIN S F, STAM J. Randomized, placebo-controlled trial of anticoagulant treatment with low-molecular-weight heparin for cerebral sinus thrombosis. Stroke, 1999, 30（3）: 484-488.

[2] EINHAUPL K M, VIIlRINGER A, MEISTER W, et al. Heparin treatment in sinus venous thrombosis. Lancet, 1991, 338（8767）: 597-600.

[3] MISRA UK, KALITA J, CHANDRA S, et al. Low molecular weight heparin versus unfractionated heparin in cerebral venous sinus thrombosis: a randomized controlled trial. Eur J Neurol, 2012, 19（7）: 1030-1036.

[4] YAXI LUO, XIN TIAN, XUEFENG WANG. Diagnosis and treatment of cerebral venous thrombosis: a review. Front Aging Neurosci, 2018, 10: 2.

[5] BÜLLER H R, PRINS M H, LENSIN A W, et al. EINSTEIN–PE Investigators. Oral rivaroxaban for the treatment of symptomatic pulmonary embolism. N Engl J Med, 2012, 366: 1287-1297.

[6] AGNELLI G, BULLER H R, COHEN A, et al. AMPLIFY-EXT nvestigators. Apixaban for extended treatment of venous thromboembolism. N Engl J Med, 2013, 368: 699-708.

[7] SCHULMAN S, KEARON C, KAKKAR A K, et al. RE-COVER study group. Dabigatran versus warfarin in the treatment of acute venous thromboembolism. N Engl J Med, 2009, 361: 2342-2352.

[8]   THALIA S. FIELD, MICHAEL D. HILL. Cerebral
        venous thrombosis we should ask the right questions to
        get better answers. Stroke, 2019, 50: 1598-1604.

[9]   FERRO J M, BOUSSER M G, CANHÃO P, et al.
        European Stroke Organization. European Stroke
        Organization guideline for the diagnosis and treatment
        of cerebral venous thrombosis-endorsed by the European
        Academy of Neurology. Eur J Neurol, 2017, 24（10）:
        1203-1213.

[10]   COUTINBO J M, FERRO J M, ZUURBIER S M, et al.
        Thrombolysis or anticoagulation for cerebral venous
        thrombosis: rationale and design of the TO-ACT trial.
        Int J Stroke, 2013, 8（2）: 135-140.

第三章

脑卒中合并情感和睡眠障碍的药物治疗

第一节 脑卒中合并情感障碍

脑卒中后情感障碍是脑卒中常见的并发症,主要包括:脑卒中后抑郁(post-stroke depression, PSD)、脑卒中后焦虑(post-stroke anxiety, PSA)或脑卒中后焦虑抑郁共病(post-stroke comorbid anxiety and depression, PSCAD)。

PSD:是指发生于脑卒中后,表现出脑卒中症状以外的一系列以情绪低落、兴趣缺失为主要特征的情感障碍综合征,常伴有躯体症状。脑卒中幸存者 PSD 患病率高达 30% 以上。PSD 与脑卒中的不良预后密切相关,如住院时间延长、神经功能恢复差、死亡率升高等。

PSA:是指脑卒中后以焦虑症状群为主要表现的情感障碍,是脑卒中后常见的情感障碍之一,有时症状严重可以达到焦虑障碍的诊断标准。研究显示，脑卒中后任何时间通过访谈诊断焦虑的比例达 20% ～ 25%。

PSCAD：即脑卒中后焦虑和抑郁症状、严重程度及病程标准均达到两种情感障碍的诊断标准。研究显示，PSCAD 患病率为 25% ～ 80%。伴有焦虑症状的抑郁患者临床症状更严重，持续时间更长，日常生活能力及认知功能受损更严重。

一、病因及发病机制

（一）病因

脑卒中后情感障碍与脑卒中病灶部位、神经功能缺损程度、认知障碍、疼痛、睡眠障碍等相关，此外还与既往焦虑和抑郁病史、性别、人格特征、家庭支持等因素相关。

（二）发病机制

脑卒中后情感障碍发病机制尚不清楚，目前研究认为可能的机制和学说有以下几个方面。

（1）遗传机制；研究显示，个人和（或）家族有抑郁病史的可能是 PSD 危险因素之一。

（2）生物学机制：与脑卒中导致的单胺类递质失衡、下丘脑 – 垂体 – 肾上腺轴异常、前额叶 – 皮层下回路破坏、神经可塑性和谷氨酸神经传递改变，以及促炎症细胞因子增加等相关。

（3）社会心理学说：在脑卒中后情感障碍致

病机制中，生物－心理－社会模式被广泛接受。脑卒中突然发生，使患者神经功能受损，日常生活能力降低，社会和经济环境发生改变，导致心理应激障碍或心理平衡失调，从而诱发焦虑及抑郁的发生和发展。

二、临床表现

（一）PSD

PSD 的临床表现多种多样，分为核心症状和非核心症状。

（1）核心症状：①大部分时间内总是感到闷闷不乐，甚至痛苦。②兴趣及愉快感减退或丧失。③易疲劳或精力减退，感到生活枯燥无意义，甚至生不如死，严重者有自杀倾向。

（2）非核心症状：①生理症状，如体重减轻、入睡困难、眠浅多梦、易早醒、不明原因疼痛、食欲减退或亢进、性欲减退等。②紧张不安、焦虑和运动性激越等。①其他症状，如犹豫不决、自责、自罪、无价值感、自杀和自伤等。

（3）临床特点：①患者一般并不主动叙述自己的情绪感受，或有时掩饰自己的情绪，而多以失眠、疼痛、消化道症状、遗忘等躯体症状为主诉。②有些患者依从性差，导致脑卒中症状加重或经久不愈。③常伴随认知功能损害，如执行功能减退、记忆力下降、注意力不集中等。④ PSD 患者多为轻、中度抑郁，常伴发焦虑或躯体化症状。

由于脑卒中患者的认知障碍及语言表达障碍，对于抑郁的识别需要依赖诊疗中的"察言观色"。

（二）PSA

PSA 的核心症状是过度焦虑或担心，同时伴或不伴躯体和（或）精神症状等。临床表现为广泛性焦虑、惊恐发作、恐怖症、创伤后应激障碍等，但以前两者最为常见。

（1）广泛性焦虑：也称慢性焦虑，具体表现有：①以躯体症状为主，表现为心动过速、胸闷气短、大汗、眩晕、胃或腹部不适、运动障碍等自主神经过度兴奋症状。②以精神症状为特征，表现为紧张、害怕、忧虑、睡眠障碍、注意力涣散、敏感性增高等。③具备三大特征：A. 无明显诱因。B. 与现实情况不相符。C. 没有具体的焦虑对象及内容。

（2）惊恐发作：又称急性焦虑发作，是指突发濒死感或完全失去控制的感觉，常伴随躯体症状，如心动过速、过度换气、胃肠道症状等，持续数分钟到数小时，发作时无意识障碍，发作间期日常生活不受影响。

三、辅助检查

1. 量表评定

脑卒中后抑郁、焦虑障碍的诊断多需采用相关量表进行评估。临床上常用的评估量表包括：患者健康问卷 -9 项（patient health questionnaire-9 item version，PHQ-9）、抑郁自评量表（self-rating depression scale，SDS）、汉密尔顿抑郁量表（hamilton depression scale，HAMD）、贝克抑郁量表（beck depression inventory，BDI）、焦虑自评量表（self-rating anxiety scale，SAS）、汉密尔顿焦虑量表（hamilton anxiety scale，HAMA）、状态特质焦虑问卷（state-trait anxiety inventory，STAI）、医院焦虑和抑郁量表（hospital anxiety and depression scale，HAD）、贝克焦虑量表（beck anxiety inventory，BAI）等。

2. 电生理检查

（1）脑电图：不作为脑卒中合并情感障碍常规辅助检查手段，但是怀疑癫痫发作时，需要做常规脑电图或 24 小时动态脑电图检查。

（2）事件相关电位：也称认知电位，有助于客观了解大脑认知障碍情况。

3. 影像学检查

颅脑 CT 及颅脑 MRI 是脑卒中诊断必要的辅助检查项目，可了解脑卒中病变性质、部位及大小等，有助于评估患者临床预后。

4. 脑脊液检查

自神经影像学检查广泛应用以来，腰椎穿刺已经不作为脑卒中常规检查项目，但是为排除感染性、自身免疫性等中枢神经系统病变仍需要腰椎穿刺，并做脑脊液检查。

四、诊断及鉴别诊断

（一）PSD 诊断及鉴别诊断

1. 诊断

经典抑郁症的诊断必须以结构化的精神病学诊断工具（如 DMS-5 或 ICD-10）作为诊断标准，但是针对 PSD，目前尚无统一的特异性诊断标准。

根据 2016 年《卒中后抑郁临床实践的中国专家共识》推荐的 PSD 诊断标准，主要有以下 3 项判断方式。

A. 至少出现以下 3 项症状（同时必须符合第 1 项或第 2 项症状中的一项），且持续 1 周以上。

①经常发生情绪低落（自我表达或者被观察到）。

②对日常活动丧失兴趣，无愉快感。

③精力明显减退，无原因的持续疲乏感。

④精神运动性迟滞或激越。

⑤自我评价过低，或自责，或有内疚感，可达妄想程度。

⑥缺乏决断力，联想困难，或自觉思考能力显著下降。

⑦反复出现想死的念头，或有自杀企图／行为。

⑧失眠，或早醒，或睡眠过多。

⑨食欲不振，或体重明显减轻。

B. 症状引起有临床意义的痛苦，或导致社交、职业或者其他重要功能方面的损害。

C. 既往有脑卒中病史，且多数发生在脑卒中后1年内。

注：同时满足上述条件的患者，我们诊断为PSD。如果A项中患者出现了5个以上的症状，且持续时间超过2周，我们可考虑为重度PSD。

2. 鉴别诊断

（1）排除某种物质（如服药、吸毒、酗酒）或其他躯体疾病引起的精神障碍（如适应障碍伴抑郁心境，其应激源是一种严重的躯体疾病）。

（2）排除其他重大生活事件引起的精神障碍（如离婚、丧偶等）。

（二）PSA 诊断及鉴别诊断

1. 诊断

目前尚无统一的诊断标准，《中国精神障碍分类与诊断标准（第三版）》（Chinese classification of mental disorders, third version, CCMD-3）诊断系统中，PSA 符合"器质性焦虑障碍"诊断标准：

①符合器质性精神障碍诊断标准，器质性精神障碍是一组由脑部疾病或躯体疾病导致的精神障碍，脑部疾病包括脑血管病（脑卒中）。②符合焦虑症的症状标准，焦虑症是一种以焦虑为主的神经症，主要分为广泛性焦虑障碍和惊恐障碍两种。③排除其他类型的焦虑症。

2. 鉴别诊断

需与其他精神障碍、其他器质性焦虑障碍等相鉴别。

（三）PSCAD 诊断及鉴别诊断

1. 诊断

需要同时符合以下 3 条诊断标准：①脑卒中诊断。②焦虑障碍诊断。③抑郁障碍诊断。

2. 鉴别诊断

排除其他精神障碍、器质性及精神活性物质或药物所致的情感障碍等。

五、治疗

（一）治疗原则

（1）脑卒中后情感障碍既与脑卒中脑损害及伴随神经功能受损情况有关，又与既往情感障碍病史、人格特征、应对方式、社会支持等社会心理因素有关，因此应综合运用心理治疗、药物治疗和康复训练等多种治疗手段。

（2）在参照循证医学证据的同时，充分遵循个体化治疗原则，并考虑风险因素及患者（家属）意愿等，选择合适的治疗手段，并注意监控和评估患者的依从性、药物疗效及不良反应、症状复发的可能性。

（3）PSD 患者如出现以下情况之一，建议请精神科医生会诊或转诊精神科治疗。

1）重度 PSD。

2）伴有自杀风险，如有自杀想法和（或）自杀行为。

3）治疗效果不明显，如复发性抑郁、难治性抑郁或抑郁症状迁延难治等。

4）伴有精神病性症状。

（二）药物治疗

1. 药物治疗原则

（1）药物治疗是以缓解症状、提高生活质量和预防复发为目标。

（2）个体化基础上，综合考虑风险因素（如癫痫、跌倒和谵妄）及药物不良反应选择抗抑郁药物。治疗过程中应监测患者的依从性、药物疗效及不良反应等。

（3）治疗剂量应个体化，初始剂量为最小推荐初始剂量的 1/4 ～ 1/2，缓慢增减。

（4）药物治疗要足量足疗程，在抑郁症状缓解后至少应维持治疗 4 ～ 6 个月，以预防复发。

（5）药物正规治疗后 4 ～ 6 周抑郁症状无明显改善，考虑请精神科医生会诊。

2. 常用的抗抑郁、抗焦虑药物

（1）选择性 5- 羟色胺再吸收抑制剂（selective serotonin reuptake inhibitor，SSRI）：该类药物能选择性抑制突触前 5- 羟色胺（5-hydroxytryptamine，5-HT）能神经元对 5-HT 的再摄取而产生疗效，为目前一线抗抑郁及抗焦虑药物，代表性药物有舍曲林、艾司西酞普兰、西酞普兰、氟西汀、氟伏沙明、帕罗西汀。

基于循证医学证据，舍曲林和艾司西酞普兰的疗效和安全性均优于其他 SSRI 类药物，且舍曲林在老年脑卒中的配伍禁忌较少，故推荐为首选。

● 用法用量：①舍曲林：常规剂量 50 ～ 100 mg/d。②艾司西酞普兰：常规剂量 5 ～ 10 mg/d。③西酞普兰：常规剂量 10 ～ 20 mg/d。④氟西汀：常规剂量 20 ～ 40 mg/d。⑤帕罗西汀：常规剂量 20 ～ 40 mg /d。⑥氟伏沙明：常规剂量 100 ～ 200 mg/d。

● 用药注意事项：①常见不良反应有恶心、呕吐、便秘或腹泻，但多数可耐受，且数周后逐渐减轻或消失；少数患者会出现口干、食欲减退或增加、失眠或嗜睡、出汗、头晕、性欲减退等。

②对 SSRI 类药物过敏者禁用。③正在服用单胺氧化酶抑制剂（monoamine oxidase inhibitor，MAOI）者禁用。④癫痫症患者慎用。⑤活动性颅内出血患者慎用。

（2）5- 羟色胺去甲肾上腺素再摄取抑制剂（Serotonin norepinephrine reuptake inhibitor，SNRI）：此类药物具有 5-HT 和去甲肾上腺素双重再摄取抑制作用，代表药物有文拉法辛和度洛西汀，适用于躯体症状表现突出的脑卒中患者。

● 用法用量：①文拉法辛：初始剂量 37.5 mg/d，缓慢加量，最大剂量 150 mg/d。②度洛西汀：初始剂量 10 mg/d，缓慢加量，最大剂量 30 mg/d。

● 用药注意事项：①不良反应：心率增快，甚至心律失常、Q-T 延长，消化道症状、口干、性欲减退、便秘、恶心、失眠、头晕、焦虑、多汗、血压升高等。②过敏者禁用。③癫痫患者慎用。

（3）去甲肾上腺素及特异性 5-HT 能抗抑郁剂（noradrenergic and specific serotonergic antidepressant，NaSSA）：该类药物具有增强去甲肾上腺素、5-HT 递质，特异阻滞 5-HT$_2$、5-HT$_3$ 受体，拮抗中枢去甲肾上腺素能神经元突触前膜 α2 受体及相关异质受体。代表药物为米氮平。

● 用法用量：初始剂量 7.5 mg/d，缓慢加量，最大剂量 45 mg/d。

●用药注意事项：常见不良反应有口干、镇静、食欲减退或增加、体重增加等。

（4）三环类抗抑郁剂（tricyclic antidepressant, TCA）：药物疗效与 SSRI 相似，但其不良反应较多，不推荐脑卒中患者首选。TCA 药物有抑制 5-HT 和去甲肾上腺素再摄取的作用，也对 M1、α1 和 H1 受体有阻断作用，起效较快。因其疗效好且价格低廉，也可作为 PSA 的药物选择之一。代表药物有去甲替林、氯米帕明等。

●用法用量：①去甲替林：常规剂量 25 mg/次，2～3 次/日，根据病情和耐受性逐渐增量，有效剂量为 50～100 mg/d。②氯米帕明：常规起始剂量 12.5 mg/d，缓慢加量，有效剂量为 50～75 mg/d。

●用药注意事项：①不良反应：口干、视物模糊、便秘、尿潴留、麻痹性肠梗阻、体位性低血压、心动过速、嗜睡、锥体外系症状、青光眼等。②其抗胆碱作用可能加重认知损害及意识障碍。③不良反应较重者，宜减量、停药或换用其他药物。

（5）苯二氮䓬类药物：该类药物具有抗焦虑作用。由于大部分脑卒中患者年龄偏大，而药物对运动及认知功能可能有影响，因此限制了此类药物的使用。但因其价格低廉、起效快，亦可酌情考虑作为早期、短期辅助治疗 PSA。代表药物为阿普唑仑。

● 用法用量：常规初始剂量为 0.4 mg/ 次，可按需递增；老年人起始剂量为 0.2 mg/ 次。

● 用药注意事项：①不良反应：精神错乱、情绪抑郁、头痛、恶心、呕吐、排尿障碍等。②老年、体弱、肝脏疾病、低蛋白血症患者易出现中枢性抑制的严重副作用。③高龄、危重、肺功能不全、睡眠呼吸暂停综合征、心脏功能不稳定者，静脉滴速过快或与中枢抑制药物合用时，呼吸抑制发生率更高，情况更严重。④突然停药可能发生撤药症状，如失眠反跳现象、神经质、易激惹等。

（6）其他药物

1）曲唑酮：具有 5-HT2A 受体拮抗、选择性 5-HT 和去甲肾上腺素再摄取抑制作用，此外还有相对较强的组胺 H1、肾上腺素 α2 受体拮抗作用。适用于焦虑伴失眠的患者。

● 用法用量：常规剂量 50 ～ 100 mg/d。

● 用药注意事项：常见不良反应有嗜睡、头昏、头痛、口干、便秘、体位性低血压等。

2）黛力新：是氟哌噻吨和美利曲辛复方制剂（每片含氟哌噻吨 0.5 mg 和美利曲辛 10 mg），常用于抑郁合并焦虑的治疗。

● 用法用量：常规剂量 1 ～ 2 片 / 日。

●用药注意事项：常见不良反应有睡眠障碍、头晕、震颤和胃肠道不适。

3）丁螺环酮：是 5-HT1A 受体激动剂，该药很少发生体内蓄积，不会成瘾，安全性高，适用于 PSA 患者。

●用法用量：起始剂量 10 mg/d，逐渐加量，最大剂量 60 mg/d。

●用药注意事项：常见不良反应有恶心、心悸、静坐不能。

（7）非典型抗精神病药物：伴有严重精神病性症状的患者，可联合使用非典型抗精神病药物（如奥氮平、氯氮平、阿立哌唑、喹硫平等）。

●用法用量：从推荐剂量的 1/4 ～ 1/2 开始，结合患者情况缓慢加减。

●用药注意事项：心血管疾病、低血压、认知障碍者慎用。

（8）中药治疗：治疗情感障碍的化学药物副作用均较明显，对用药后出现不适的患者除用相关药物替换外还可加用中药整体调理以获得较好疗效并减少副作用。

中医理论有五脏主五志之说，五脏即心、肝、脾、肺、肾，五志即喜、怒、悲、忧、恐，而心主喜，肝主怒，肺主悲，脾主忧，肾主恐。故治疗情感障碍可通过调理五脏获得疗效。

1）因肝郁不舒导致的情感障碍可选用以下药物。

舒肝丸：由川楝子、醋制延胡索、白芍（酒炒）、片姜黄、木香、沉香、豆蔻仁、砂仁、姜厚朴、陈皮、枳壳（炒）、茯苓、朱砂组成。有舒肝和胃，理气止痛作用。用于肝郁气滞，胸肋胀满，胃脘疼痛，嘈杂呕吐，嗳气泛酸。研究证实，舒肝丸联合艾司西酞普兰治疗脑卒中抑郁后 HAMD、美国国立卫生研究院脑卒中量表（national institute of health stroke scale，NIHSS）的评分显著改善。患者的血清 NF-κB 水平，以及 miR-146、miR-221-3p 相对表达量显著下降，血清 5-HT 水平显著升高。

逍遥丸：由柴胡、当归、白芍、炒白术、茯苓、炙甘草、薄荷、生姜组成，有疏肝健脾、养血调经作用。用于肝郁脾虚所致的郁闷不舒、胸胁胀痛、头晕目眩、食欲减退、月经不调。试验研究证实该药可抑制脑源性神经营养因子及神经营养素 -3 的下降，HAMD 评分显著降低。

加味逍遥丸：由柴胡、当归、白芍、白术（麸炒）、茯苓、甘草、牡丹皮、栀子（姜炙）、薄荷、生姜组成，有舒肝清热，健脾养血作用。用于肝郁血虚，肝脾不和，两胁胀痛，头晕目眩，倦怠食少，月经不调，脐腹胀痛。试验研究证实加味逍遥丸联合氟西汀治疗脑卒中后抑郁症临床效果显著，可有效改善患者症状。

2）因肝郁脾虚导致的情感障碍可选用舒肝解郁胶囊。

舒肝解郁胶囊：由贯叶金丝桃、刺五加组成。有舒肝解郁，健脾安神作用。适用于轻、中度单相抑郁症属肝郁脾虚证者，症见情绪低落、兴趣下降、迟滞、入睡困难、早醒、多梦、紧张不安、急躁易怒、食少纳呆、胸闷、疲乏无力、多汗、疼痛、舌苔白或腻，脉弦或细。试验研究证实舒肝解郁胶囊治疗轻、中度抑郁症安全有效。

3）因肝心肾不交导致的情感障碍可选用乌灵胶囊。

乌灵胶囊：主要成分为乌灵菌粉。作为一种单味中药制剂，乌灵胶囊有一定的镇静安神、抗焦虑和抗抑郁作用，可用于心肾不交引起的失眠、焦虑、抑郁等症候，亦可联合抗焦虑、抗抑郁药用于中、重度患者。

4）因心脾两虚导致的情感障碍可选用九味镇心颗粒。

九味镇心颗粒：由人参、酸枣仁、五味子、茯苓、远志、肉桂等组成。用于广泛性焦虑之心脾两虚证，症见善思多虑不解、失眠或多梦、心悸、食欲不振、神疲乏力、头晕、易出汗、善太息、面色萎黄、舌淡苔薄白、脉弦细或沉细。临床研究发现九味镇心颗粒治疗广泛性焦虑优于帕罗西汀、丁螺环酮，不良反应发生率更低。同时可改善躯体疾病患者伴发或继发焦虑，改善肠易激综合征患者的胃肠道和情绪症状。

5）因脾肾两虚导致的情感障碍可选用甜梦口服液（胶囊）。

甜梦口服液：由刺五加、黄精、枸杞、山楂、雄蚕蛾等 17 味中药。具有益气补肾、健脾和胃、养心安神的作用。药理学研究证实甜梦口服液对于 5-HT 和 γ- 氨基丁酸表达具有双向调节的作用，平衡兴奋 – 抑制过程，对睡眠障碍、心脑血管和内分泌系统疾病共病的抑郁、焦虑、失眠，以及药源性高泌乳素血症等疾病具有良好的临床疗效和药物安全性。

（三）其他治疗

所有脑卒中患者都应获得个体化的心理支持、健康教育等。临床上依据脑卒中患者情感障碍的程度选择不同的方法。

症状较轻且不伴认知与交流障碍者可考虑单一心理治疗；症状较重，严重影响脑卒中康复、日常生活及社会功能、心理治疗疗效不佳者，可考虑药物治疗和（或）联合心理治疗。

治疗方法包括认知行为治疗、动机性访谈和

问题解决疗法，其他辅助治疗手段，如神经调控技术、音乐、放松训练、冥想、锻炼等。

（于逢春　高利）

第二节　脑卒中合并睡眠障碍

睡眠障碍是脑卒中患者常见合并症，脑卒中合并睡眠障碍患病率为 44% ～ 80%。常合并的睡眠障碍包括：失眠（insomnia）、睡眠呼吸暂停综合征（sleep apnea syndrome，SAS）、日间思睡（excessive daytime sleepiness，EDS）、不宁腿综合征（restless leg syndrome，RLS）/ 睡眠中周期性肢体运动（periodic limb movements of sleep，PLMS）、快速眼球运动睡眠期行为障碍（rapid eye movement sleep behavior disorder，RBD）、昼夜节律失调（circadian rhythm sleep-wake disorders，CRSWDs）等。脑卒中合并睡眠障碍不仅增加了脑卒中死亡及复发风险，还对脑卒中的康复与预后造成不利影响。

2019 年《卒中相关睡眠障碍评估与管理中国专家共识》提出脑卒中相关睡眠障碍（strokerelated sleep disorders，SSD）的概念，其定义是：在脑卒中后首次出现或脑卒中前已有的睡眠障碍在脑卒中后持续存在或加重，并达到睡眠障碍诊断标准的一组临床综合征。

一、病因及发病机制

（一）病因

脑卒中睡眠障碍相关病因及相关因素包括：局部脑组织受损情况、精神心理因素、环境及治疗因素等。此外，脑卒中患者机体的整体功能状态也影响睡眠，如罹患糖尿病、冠心病、高脂血症或肝肾功能障碍，睡眠障碍的发生率相对较高，症状也相对严重，合并脑卒中后焦虑、抑郁也多伴有睡眠障碍。

（二）发病机制

SSD 确切发生机制目前尚不清楚。研究提示SSD 的发病机制涉及脑组织受损严重程度及部位、神经递质失衡、全脑炎症、下丘脑素合成及分泌障碍等。

二、临床表现

脑卒中相关睡眠障碍临床表现如下。

（1）失眠：表现为入睡困难、夜间易醒、早醒、睡眠时间短，日间疲劳、困倦、头晕、记忆力下降等。

（2）日间思睡：每日出现难以克制的困倦欲睡或非预期的白天入睡。

（3）睡眠呼吸暂停：睡眠期间习惯性打鼾、呼吸中断或二者皆有，并伴有日间困倦、疲劳、乏力或失眠、因憋气或喘息从睡眠中觉醒等。

（4）不宁腿综合征/睡眠中周期性肢体运动：不宁腿综合征表现为双下肢不适感，且有强烈活动双下肢的欲望；多在休息或不活动时出现或加重；活动后不适感可得到部分或完全缓解；症状傍晚或夜间最明显。夜间周期性肢体运动表现为睡眠过程中出现周期性、重复、高度刻板的肢体运动，常发生于下肢（偶见于上肢）。上述两种情况常伴随发生。

（5）快速眼球运动睡眠期行为障碍：表现为睡眠中梦境演绎行为，如发声和（或）肢体舞动等。

（6）昼夜节律失调：即患者睡眠-觉醒与所处时区不匹配，表现为昼睡夜醒，从而影响正常生活。

三、辅助检查

（1）睡眠相关量表：包括阿森斯失眠量表、匹兹堡睡眠质量指数（pittsburgh sleep quality index，PSQI）、爱泼沃斯嗜睡量表（epworth sleepiness scale，

ESS）、焦虑抑郁量表、国际 RLS 评定量表、RBD
筛查问卷、Mayo 睡眠问卷等。

（2）多导睡眠图（polysomnography，PSG）：
诊断睡眠障碍的金标准，用于睡眠障碍的诊断及
鉴别诊断。

（3）体动记录仪：监测 24 小时睡眠及觉醒情
况，有助于了解患者昼夜节律失调情况。

（4）影像学检查：颅脑 CT 及颅脑 MRI 是脑
卒中诊断必要的辅助检查项目，可了解脑卒中病
变性质、部位及大小等，亦有助于评估患者的睡
眠障碍情况。

四、诊断及鉴别诊断

（一）脑卒中相关性失眠诊断及鉴别诊断

1. 诊断

需要同时满足脑卒中及失眠的诊断标准。根
据《国际睡眠障碍分类（第 3 版）》（ICSD-3），失
眠诊断标准需全部满足以下 5 项。

（1）患者自述或照料者观察到患者出现以下
1 种或多种症状：①入睡困难。②睡眠维持困难。
③比期望起床时间更早醒来。

（2）患者自述或照料者观察到患者因为夜间睡
眠困难而出现以下 1 种或多种症状：①疲劳或缺乏
精力。②注意力、专注力或记忆力下降。③社交、

家庭、职业或学业等功能损害。④情绪易烦躁或易激惹。⑤日间思睡。⑥行为问题（多动、冲动或攻击性）。⑦驱动力、精力或动力缺乏。⑧易犯错或易出事故。⑨对睡眠质量感到忧虑。

（3）这些异常不能单纯以睡眠机会不充足（如充足睡眠时间）或睡眠环境不佳（如环境安全、黑暗、安静、舒适）所解释。

（4）睡眠紊乱和相关日间症状出现至少每周3次。

（5）上述症状不能用其他睡眠疾病更好地解释。

2. 鉴别诊断

（1）排除可能引起失眠的其他病因，包括其他类型睡眠障碍、躯体疾病、精神疾病、药物及环境因素等。

（2）排除昼夜节律失调、睡眠延迟综合征。

（二）脑卒中相关 SAS 诊断及鉴别诊断

1. 诊断

需同时满足脑卒中和睡眠呼吸暂停综合征的诊断标准。根据 ICSD-3 诊断标准，成人 SAS 诊断需要具备以下第 1+2 项或第 3 项。

（1）至少出现 1 项以下情况：①主诉困倦、非恢复性睡眠、乏力或失眠。②因憋气或喘息从睡眠中醒来。③同寝室或目击者报告患者睡眠期间存在习惯性打鼾、呼吸中断或二者皆有。④已确诊高血压、心境障碍、认知障碍、冠心病、脑血管疾病、充血性心力衰竭、心房颤动或 2 型糖尿病。

（2）PSG 或者睡眠中心外监测（out of center sleep testing，OCST）证实：PSG 或 OCST 监测期间，发生以阻塞性为主的呼吸事件［包括阻塞型呼吸暂停、混合型呼吸暂停、低通气和呼吸努力相关性觉醒（respiratory effort-related arousals，RERAs）≥ 5 次 / 小时。

2. 鉴别诊断

需要排除由内科疾病导致的睡眠呼吸暂停，如甲状腺功能减退所致的阻塞性睡眠呼吸暂停、心功能衰竭所致的陈 – 施呼吸等。

（三）脑卒中相关 EDS 诊断及鉴别诊断

1. 诊断

应该同时符合脑卒中及 EDS 诊断标准。根据 ICSD-3 诊断标准，由疾病引起的 EDS 诊断必须满足以下 4 项。

（1）每日出现难以克制的困倦欲睡或非预期的白天入睡。

（2）白天嗜睡是明确的基础疾病或神经系统疾病的结果。

（3）多次睡眠潜伏期试验（multiple sleep

latency test，MSLT），平均睡眠潜伏期≤ 8 分钟，睡眠起始 REM 期少于 2 次。

（4）嗜睡和（或）MSLT 结果不能用其他未治疗的睡眠疾病、精神疾病和药物或毒品作用而解释。

2. 鉴别诊断

需排除其他引起日间思睡的情况：①发作性睡病。②其他睡眠疾病。③精神疾病。④药物所致嗜睡。

（四）脑卒中相关 RLS/PLMS 诊断及鉴别诊断

脑卒中相关 RLS/PLMS 诊断应同时符合脑卒中及 RLS/PLMS 诊断，ICSD-3 诊断标准如下。

1. RLS 诊断标准

必须同时满足以下 5 项：①伴随或不伴双下肢不适感的双下肢活动欲望。②强烈的活动欲望及不适感在休息或不活动时出现或加重。③活动过程中，上述症状可部分或完全缓解。④上述症状傍晚或夜间加重，或仅出现在傍晚或夜间。⑤以上表现不能单纯由一种疾病或现象解释，如肌痛、静脉瘀滞、下肢水肿、关节炎、下肢痉挛、体位不适、习惯性拍足等。

2. PLMS 诊断标准

PLMS 是指在睡眠过程中出现的周期性、重复、高度刻板的肢体运动，常发生于下肢（偶见于上肢），主要评估手段是 PSG 监测。儿童发作频率＞ 5 次 / 小时、成人＞ 15 次 / 小时具有诊断价值。

3. 鉴别诊断

（1）需与药物所致的 RLS/PLMS 相鉴别。

（2）夜间临床症状复杂多变，需要排除癫痫、其他睡眠障碍。

（五）脑卒中相关 CRSWDs 诊断与鉴别诊断

1. 诊断

应同时符合脑卒中及 CRSWDs 的诊断标准。根据 ICSD-3 诊断标准，CRSWDs 诊断必须满足以下 3 项。

（1）睡眠 – 觉醒节律失调长期或反复发作，主要由于内源性昼夜节律定时系统改变，或者个人内源性昼夜节律与期待或需求的生理环境或社会 / 工作作息时间之间不匹配所导致。

（2）CRSWDs 导致一系列失眠或嗜睡，或两者兼有。

（3）睡眠 – 觉醒节律失调导致痛苦或心理、生理、职业、教育等社会功能损害。

2. 鉴别诊断

（1）需排除其他睡眠障碍，如失眠等。

（2）需排除环境、药物等引发的 CRSWDs。

（六）脑卒中相关 RBD 诊断及鉴别诊断

1. 诊断

需同时满足脑卒中和 RBD 诊断标准，根据 ICSD-3 诊断标准，RBD 诊断需要同时符合下列 1 ～ 4 项。

（1）重复发作的睡眠相关的发声和（或）复杂动作。

（2）PSG 证实这些行为发生在 REM 睡眠期，或者基于梦境扮演病史，推测该行为发生在 REM 睡眠期。

（3）PSG 证实 REM 睡眠期无肌张力缺失。

（4）不能用其他睡眠障碍、精神障碍、内科疾病、药物或物质应用解释。

2. 鉴别诊断

排除非快速眼球运动（non-rapid eye movement，NREM）期异态睡眠、睡眠呼吸障碍、夜间癫痫发作、夜间节律性运动障碍等。

五、治疗

（一）治疗原则

根据《卒中相关性睡眠障碍评估与管理中国专家共识》推荐，脑卒中相关性睡眠障碍总体治疗原则包括以下几个方面。

（1）按照指南规范治疗脑卒中。

（2）根据 SSD 亚型选择针对性治疗方法。

（3）指导患者规律作息和保持良好的睡眠卫生。

（4）对于 SSD 的处理应该依据动态评估结果进行相应调整。

（二）非药物治疗

（1）所有脑卒中相关睡眠障碍均应保持规律作息和良好睡眠卫生，其中认知行为治疗是失眠治疗的基础。

（2）体位指导适用于体位性睡眠呼吸暂停患者。持续气道正压通气是睡眠呼吸暂停的首选治疗。

（3）睡眠环境保护适用于快速眼球运动睡眠期行为异常患者。

（4）神经调控技术，如经颅磁刺激、经颅直流电刺激等有助于改善睡眠质量。

（三）药物治疗

脑卒中相关睡眠障碍的药物治疗研究较少，根据《卒中相关睡眠障碍评估与管理中国专家共识》推荐如下。

1. 脑卒中相关性失眠药物治疗

脑卒中相关失眠的治疗药物与原发失眠者不同，研究显示长期应用苯二氮䓬类 / 非苯二氮䓬类药物均可增加认知障碍、痴呆、死亡等风险，某些短效镇静催眠药物可用于脑卒中失眠患者，但需要在兼顾患者获益及风险情况下短期或间断应用。脑卒中相关失眠同时伴焦虑抑郁情绪者，可参考脑卒中后情感障碍的相关治疗方案。

（1）唑吡坦

1）用法用量：10 mg/ 睡前，高龄患者用量为成年人的 1/3 ～ 1/2。

2）用药注意事项：①不良反应：思睡、头晕、头痛、恶心、腹泻、眩晕、幻觉等。②对本品过敏者禁用。③阻塞性睡眠呼吸暂停综合征、重症肌无力、严重肝功能不全、急性呼吸功能不全伴呼吸抑制及精神病患者禁用。④连续应用原则上不能超过 4 周。

（2）右佐匹克隆

1）用法用量：1 ～ 3 mg/ 睡前，老年患者起始剂量为 1 mg/ 睡前。

2）用药注意事项：①可能产生短期记忆损伤、幻觉、协调障碍、眩晕和头晕眼花等。②主要不良反应为口苦、头晕。③对本品及其成分过敏者禁用。④失代偿性呼吸功能不全、重症肌无力、重度睡眠呼吸暂停综合征者禁用。⑤连续应用原则上不能超过 4 周。

2. 脑卒中相关 SAS 药物治疗

目前研究显示尚无对 SAS 具有明确疗效的药物，但是由于有些药物（如苯二氮䓬类药物及巴比妥类）具有中枢及呼吸抑制、肌肉松弛等作用，导致 SAS 病情加重，因此禁忌使用。

3. 脑卒中相关 EDS 药物治疗

研究显示脑卒中相关性日间思睡患者应用莫达菲尼可改善嗜睡症状。

（1）用法用量：每日睡前 1.5 小时服 50 ～ 100 mg，每 4 ～ 5 天增加 50 mg，脑卒中患者最大使用剂量不明确。

（2）用药注意事项：①主要不良反应有恶心、神经过敏、焦虑、轻至中度头痛。②莫达菲尼也可增加三环类抗抑郁药、氯丙嗪、地西泮、奥美拉唑、兰索拉唑、苯妥英、普萘洛尔和华法林等药物的血药浓度。因此，在与上述药物同时应用时，需相应调整剂量，并监测血药浓度。③严重肝损害的患者剂量减半，肾功能不全和老年患者剂量酌减。④心脏疾患（左室肥大、心肌缺血、心律失常、近期心肌梗死、不稳定型心绞痛）、精神病史者禁用或慎用。

4. 脑卒中相关 RLS/PLMS 药物治疗

脑卒中相关 RLS/PLMS 临床研究较少，《卒中相关睡眠障碍评估与管理中国专家共识》推荐可依据国际 RLS 治疗指南推荐的药物治疗脑卒中相关 RLS，但需要权衡获益与风险。国内指南推荐 RLS/PLMS 首选药物包括普拉克索、罗匹尼罗等。

（1）普拉克索

1）用法用量：起始剂量 0.125 mg/d，根据患者情况缓慢加量。

2）用药注意事项：①常见不良反应：症状恶化、思睡、恶心、运动障碍、低血压、头昏、嗜睡、失眠、便秘、幻觉，头痛和疲劳等。②对普拉克索或产品中任何其他成分过敏者禁用。③普拉克索应避免与抗精神病药物同时应用。④由于可能的累加效应，患者在服用普拉克索的同时要慎用其他镇静药物或酒精。⑤对于伴随严重心血管疾病患者。由于多巴胺能药物与体位性低血压发生有关，建议监测血压，尤其在治疗初期。

（2）罗匹尼罗

1）用法用量：起始剂量为 0.25 mg/d，脑卒中患者最大使用剂量不明确。

2）用药注意事项：①常见不良反应：头昏、头痛和疲劳。②对本品有过敏反应的患者禁用。③注意日间嗜睡情况。④对于伴随严重心血管疾病患者。由于多巴胺能药物与体位性低血压发生有关，建议监测血压，尤其在治疗初期。

5. 脑卒中相关昼夜节律失调药物治疗

小样本研究显示，阿戈美拉汀对脑卒中患者的昼夜节律失调、失眠及抑郁均有改善。阿戈美拉汀既是褪黑素受体激动剂，也是 5-HT2C 受体拮抗剂。阿戈美拉汀具有抗抑郁、调节睡眠觉醒周期、改善睡眠结构、增进睡眠质量的作用。

（1）用法用量：起始剂量 25 mg/ 晚，根据具体情况 2 周后可以加量至 50 mg/ 晚。

（2）用药注意事项：①不良反应少见，包括头疼、头晕、嗜睡、恶心、腹泻、腹痛、多汗等。②对本品任何成分过敏者禁用。③肝功能障碍者慎用。④尚无老年人应用的临床资料。

6. 脑卒中相关 RBD 药物治疗

脑卒中相关 RBD 治疗方面研究缺乏。共识推荐可酌情选择治疗 RBD 的药物，但需要权衡脑卒中患者的获益与风险。相关的药物包括氯硝西泮、褪黑素等，其中氯硝西泮的副作用较多，脑卒中患者的应用受到限制。褪黑素的优势较明显，且不良反应较少，亦可适用于脑卒中相关 RBD 患者。

（1）氯硝西泮

1）用法用量：起始剂量 0.25 mg 睡前 15 分钟服用，根据患者情况适当加减。

2）用药注意事项：①不良反应包括日间过度镇静、运动失调、意识模糊、记忆缺失等。②痴呆、步态异常者慎用。③失代偿性呼吸功能不全、重症肌无力、睡眠呼吸暂停综合征者禁用。

（2）褪黑素

1）用法用量：起始剂量 3 mg 睡前服用，根据患者情况适当加减。

2）用药注意事项：剂量相关的不良反应包括晨间头痛、白日困倦、妄想和幻觉等。

如上所述，根据五脏主五志理论，对于脑卒中合并睡眠障碍的患者仍可根据辨证明确何脏的虚实，再对应以补、泻等中药予以治疗。

（于逢春）

参考文献

[1] American Psychiatric Association. Diagnostic and statistical manual of mental disorders. 5th. Arlington，VA：American Psychiatric Publishing，2013.

[2] AYERBE L，AYIS S，WOLFE CD，at al. Natural history，predictors and outcomes of depression after stroke：systematic review and meta-analysis. Br J Psychiatry，2013；202（1）：14-21.

[3] HACKETT ML，PICKLES K. Part I：frequency of depression after stroke：an updated systematic review and meta-analysis of observational studies. Int J Stroke，2014，9：1017-1025.

[4] HADIDI N，TREAT-JACOBSON D J，LINDQUIST R. Post stroke depression and functional outcome：a critical review of literature. Heart Lung，38，151-162.

[5] CAI W，MUELLER C，LI Y-JING，YI-JING LI，at al. Post stroke depression and risk of stroke recurrence

and mortality: A systematic review and meta-analysis. Ageing Res Rev, 2019, 50: 102-109.

[6] LANCTÔT K L, LINDSAY M P, SMITH E E, et al. Canadian stroke best practice recommendations: mood, cognition and fatigue following stroke, 6th edition update 2019. Int J Stroke, 2020, 15 (6): 668-688.

[7] Campbell Burton CA, Murray J, JOHN HOLMES, et al. Frequency of anxiety after stroke: a systematic review and meta-analysis of observational studies. Int J Stroke, 2013, 8 (7): 545-559.

[8] YOLAINE RABAT PHD FELLOW, RICHARD HOUEZE, SHARMILA SAGNIER MD, et al. Association between neurological outcome and poststroke comorbid mood and anxiety disorders: A real-life experience. Brain and Behavior, 2021, 11 (6): e02158.

[9] SCHOTTK H, GIABBICONI CM. Post-stroke depression and post-stroke anxiety: prevalence and predictors. International Psychogeriatrics, 2015, 27 (11): 1805-1812.

[10] ROBINSON R G, JORGE R E. (2016). Post-stroke depression: A review. American Journal of Psychiatry, 2016, 173 (3), 221-231.

[11] ANDERSEN G, VESTERGAARD K, INGEMANN-NIELSEN M, et al. Risk factors for post-stroke depression. Acta Psychiatr Scand, 1995, 92: 193-198.

[12] LI W, LING S, YANG Y, et al. Systematic hypothesis for post-stroke depression caused inflammation and neurotransmission and resultant on possible treatments.

Neuro endocrinology letters, 2014, 35（2）: 104-109.

[13] TAYLOR WD, AIZENSTEIN HJ, ALEXOPOULOS GS. The vascular depression hypothesis: mechanisms linking vascular disease with depression. Mol Psychiatry, 2013, 18: 963-974.

[14] NOONAN K, CAREY LM, CREWTHER SG. Meta-analyses indicate associations between neuroendocrine activation, deactivation in neurotrophic and neuroimaging markers in depression after stroke. J Stroke Cerebrovasc Dis 2013, 22: e124-e135.

[15] SPALLETTA G, BOSSÙ P, CIARAMELLA A, et al. The etiology of poststroke depression: a review of the literature and a new hypothesis involving inflammatory cytokines. Mol Psychiatry, 2006, 11: 984-991.

[16] CHEN H, YOSHIOKA H, KIM G S, et al. Oxidative stress in ischemic brain damage: mechanisms of cell death and potential molecular targets for neuroprotection. Antioxidants & redox signaling, 2011, 14（8）: 1505-1517.

[17] 中国医师协会神经内科医师分会神经心理与情感障碍专业委员会. 卒中后抑郁临床实践的中国专家共识, 中国卒中杂志, 2016, 11（8）: 685-693.

[18] World Health Organization. International statistical classification of diseases and related health problems, Tenth Revision（ICD-10）. Encyclopedia of Clinical Neuropsychology, 2009, 1: 107-110.

[19] 中华医学会精神科分会. CCMD-3 中国精神障碍分类与诊断标准. 济南: 山东科学技术出版社, 2001.

[20] 中华医学会神经病学分会神经心理学与行为神经病学组，综合医院焦虑、抑郁与躯体化症状诊断治疗的专家共识.中华神经科杂志，2016，49（12）：908-917.

[21] 中华医学会精神医学分会老年精神医学组，老年期抑郁障碍诊疗专家共识.中华精神科杂志，2017；5（5）：329-334.

[22] 吕敏，李雪冰.脑卒中后焦虑障碍研究现状，中国康复医学杂志，2021，36（3）：353-359.

[23] SUBRAMANYAM A A，KEDARE J，SINGH OP，et al. Clinical practice guidelines for geriatric anxiety disorders. Indian J Psychiatry，2018，60（Suppl 3）：S371-S382.

[24] 田婧，白永杰，尤爱民，等.解郁丸对脑卒中后抑郁神经功能及血清 NF-κB、5-HT、miR-146、miR-221-3p 水平的影响.中医药信息，2020，37（6）：96-101.

[25] 孙新宇，陈爱琴，许秀峰，等.舒肝解郁胶囊治疗轻中度抑郁症的随机双盲安慰剂对照研究.中国新药杂志，2009，18（5）143-146.

[26] 彭贤文.加味逍遥丸联合氟西汀对脑卒中后抑郁症的临床治疗效果.实用中西医结合临床，2014，14（4）50-51.

[27] 周杰，苏芮，范吉平.逍遥散主要化学成分及其抗抑郁作用研究进展.中国中医基础医学杂志，2014，20（2）278-279.

[28] 李春丽，徐洋，姜静.甜梦口服液对睡眠剥夺大鼠学习、记忆、炎症因子和神经递质的影响.中药药理与临床，2015，31（2）：147-148.

[29] 郑旭宁，张玲菊，梁辉，等.甜梦胶囊治疗失眠症期间皮肤交感反应和事件相关电位 P300 动态研究.中

国中药杂志，2004，29（8）：800-803.

[30] 陈建荣，宫焕凤.甜梦口服液联合阿立哌唑治疗抗精神病药物所致脾肾两虚型女性闭经及高泌乳素血症临床研究.精神医学杂志，2018，31（4）：286-289.

[31] PASIC Z，SMAJLOVIC D，DOSTOVIC Z，et al. Incidence and types of sleep disorders in patients with stroke. Med Arh，2011，65（4）：225-227.

[32] SUH M，CHOI KWON S，KIM J S. Sleep disturbances at 3 months after cerebral infarction. Eur Neurol，2016，75（1-2）：75-81.

[33] 韦颖辉.脑卒中后睡眠障碍的病因及危险因素分析.世界睡眠医学杂志，2018，5（2）：149-151.

[34] 武文娟.脑卒中患者睡眠障碍发生情况及影响因素.临床研究，2017，25（9）：8-9.

[35] LI LJ，YANG Y，GUAN B Y，et al. Insomnia is associated with increased mortality in patients with first ever stroke：a 6-year follow-up in a Chinese cohort study. Stroke Vasc Neurol，2018：e000136.

[36] WANG W，JIANG B，SUN H，et al. Prevalence，incidence，and mortality of stroke in China：results from a nationwide population-based survey of 480687 adults. Circulation，2017，135（8）：759-771.

[37] KATZAN I L，THOMPSON N R，UCHINO K，et al. The most affected health domains after ischemic stroke. Neurology，2018，90（16）：e1364-e1371.

[38] 北京神经内科学会睡眠障碍专业委员会，北京神经内科学会神经精神医学与临床心理专业委员会，中国老年学和老年医学学会睡眠科学分会.卒中相关睡眠障

碍评估与管理中国专家共识.中华内科杂志,2019,58(1):17-26.

[39] 钱海舟,张洪.卒中后睡眠障碍相关危险因素的 Meta 分析.中国卒中杂志,2013,8(8):32-40.

[40] 赵力慧,吕雨梅,张思宇.脑卒中后睡眠障碍影响因素的 Meta 分析.护理学杂志,2021;36(7):16-19.

[41] 费英俊,赵忠新.脑卒中后睡眠障碍的临床特点、发病机制和治疗.中国现代神经疾病杂志,2008,8(3):200-202.

[42] American Academy of Sleep Medicine. The international classification of sleep disorders, third edition. Darien: American Academy of Sleep Medicine, 2014.

[43] BASSETTI CLA, RANDERATH W, VIGNATELLI L. et al. EAN/ERS/ESO/ESRS statement on the impact of sleep disorders on risk and outcome of stroke. Eur Respir J, 2020, 55(4): 1901104.

[44] ZHANG X J, LI Q Y, WANG Y, et al. The effect of non-benzodiazepine hypnotics on sleep quality and severity in patients with OSA: a meta-analysis. Sleep Breath, 2014, 18(4): 781-789.

[45] GOYAL M K, KUMAR G, SAHOTA P K. Isolated hypersomnia due to bilateral thalamic infarcts. J Stroke Cerebrovasc Dis, 2012, 21(2): 146-147.

[46] 中国医师协会神经内科医师分会睡眠学组,中华医学会神经病学分会睡眠障碍学组,中国睡眠研究会睡眠障碍专业委员会.中国不宁腿综合征的诊断与治疗指南(2021版).中华医学杂志,2021,101(13):908-925.

[47] 秦圣飞. 脑卒中后睡眠障碍的研究进展. 中国实用神经疾病杂志，2016，19（23）：75-77.

[48] 李红闪，李轩，赵婧，等，阿戈美拉汀联合右佐匹克隆治疗卒中相关睡眠障碍的疗效观察. 世界睡眠医学杂志，2019，6（4）：398-400.

[49] BOGOLEPOVA A N，CHUKANOVA E I，SMIRNOVA M YU，et al. Experience in the use of Valdoxan in the treatment of post-stroke depression. Neuroscience and Behavioral physiology，2012，6：556-560.

[50] 中华医学会神经病学分会睡眠障碍学组. 中国快速眼球运动睡眠期行为障碍诊断与治疗专家共识. 中华神经科杂志，2017，50（8）：567-571.

脑卒中合并认知障碍的药物治疗

脑卒中合并认知障碍一般指血管性认知障碍（vascular cognitive impairment，VCI），是头颈部血管病变及相关危险因素导致的脑卒中或亚临床血管相关脑损伤，主要表现为认知功能受损，包含由轻度认知障碍到痴呆，同时也包括合并阿尔茨海默病或其他类型痴呆所致的认知障碍。VCI 的概念建立在重新认识血管性痴呆（vascular dementia，VaD）概念的基础上，目的在于早期发现血管病变导致的认知障碍，以利于提前干预，从而达到延缓认知障碍发展，甚至阻止痴呆的发生。流行病学研究显示，我国 65 岁以上老年人轻度认知障碍总体患病率为 20.8%，其中脑血管病和血管危险因素所致的轻度认知障碍占所有轻度认知障碍的 42.0%，VaD 的患病率为 1.50%，是仅次于阿尔茨海默病的常见痴呆类型。随着我国的人口老龄化，如果不采取积极措施，大约 1/3 的人会患脑卒中和（或）痴呆。然而，到目前为止，尚无针对 VaD 的干预药物应用于临床，发现危险因素并提前预防尤为重要。因此，重视 VCI 的临床诊治，对于包括 VaD 和阿尔茨海默病在内的老年期痴呆的有效防治具有重要临床意义。

一、病因及发病机制

缺血性脑卒中、出血性脑卒中、脑白质疏松、慢性脑缺血，以及各种脑血管病危险因素（高血压、糖尿病和高血脂等）均可导致 VCI。由脑血管疾病或其危险因素引起的病变涉及额叶、颞叶和边缘系统，或损伤脑组织的病变体积足以损害记忆、注意力、执行功能和语言等高级认知功能。缺血/缺氧可引起缺血性脑血管疾病和白质损伤，并通过细胞凋亡、氧化应激和神经元组织学改变导致延迟性神经元死亡。氧化应激水平升高可引起海马血管重构，表现为海马血管腔变窄和微血管平滑肌增厚，影响空间记忆功能。此外，增加的谷氨酸积累会导致神经元兴奋性毒性和线粒体功能障碍。这些异常导致氧化应激水平升高，在梗死区域的神经元死亡和细胞凋亡中起关键作用。

二、临床表现

VCI 的临床表现具有明显的异质性。按发病形式可分为：①急性或突然起病，如多发性梗死、关键性梗死或颅内出血引起的认知障碍。②慢性或起病隐匿的疾病，如脑小血管疾病引起的认知障碍。按认知障碍程度可分为非痴呆型血管性认知障碍（vascular cognitive impairment no dementia，VCIND）和 VaD。

（一）非痴呆型血管性认知障碍

大多有脑血管病的危险因素，如高血压、糖尿病等，或有明显或不明显脑血管病史。表现为认知功能轻度损害，但不符合痴呆的诊断标准。认知障碍可突然或隐匿出现，表现为记忆力减退、抽象思维和判断能力受损，伴有性格改变，但日常生活能力基本正常。

（二）血管性痴呆

多在 60 岁以后发病，有脑卒中病史，循序渐进，病程起伏，表现为认知功能明显受损，达到痴呆标准，伴有局灶性神经系统症状和体征损害。然而，一些由皮质下小血管疾病引起的痴呆可能起病缓慢且持续进展，没有明确的脑卒中临床病史。VaD 患者的认知障碍表现为执行功能显著受损，如目标设定、计划、主动性、组织和抽象思维，以及解决冲突的能力降低；最近的记忆和计算能力经常会减退，可伴有冷漠、话少、焦虑、抑郁或欣快等精神症状。VaD 临床上根据病变的特点和病理机制分为多种类型，包括多发梗死性痴呆、关键部位梗死性痴呆、分水岭梗死性痴呆、出血性痴呆、皮质下动脉硬化性脑病、特殊类型脑血管病所致痴呆。

三、辅助检查

（一）实验室检查

实验室检查包括：①寻找 VCI 的危险因素，如糖尿病、高血脂、高同型半胱氨酸血症、抗心磷脂抗体综合征等。②排除其他认知障碍原因，如甲状腺功能减退、HIV 感染、维生素 B_{12} 缺乏、结缔组织病、梅毒性血管炎、肝病、肾功能不全等。

（二）神经心理检查

常见特征为额叶 – 皮层下功能损害，抽象思维、概念形成和转换、信息处理速度等执行功能损害突出，而记忆力相对保留，但执行功能障碍不能作为 VCI 的特征性诊断指标，应对 VCI 进行全面的神经心理学评估。Hachinski 缺血量表（Hachinski ischemice score，HIS）≥ 7 分支持 VaD 诊断，可与阿尔茨海默病等神经变性疾病鉴别。

（三）神经影像学检查

提供支持 VCI 的病变证据，如脑卒中病灶部位、体积、白质病变的程度等。MRI 对白质病变、腔隙性梗死等小血管病较 CT 更敏感。神经影像学检查还能对 VCI 进行分型诊断，排除其他原因导致的认知障碍，如炎症、肿瘤、正常颅压脑积水等。

四、诊断及鉴别诊断

2019 年中国医师协会神经内科医师分会认知障碍专业委员会与《中国血管性认知障碍诊治指南》编写组在 2011 年中华医学会神经病学分会痴呆与认知障碍学组发表的《血管性认知障碍诊治指南》的基础上，推荐 VCI 诊断包括以下核心要素、分类诊断及排除因素。

（一）VCI 诊断的核心要素

VCI 诊断需要具备 3 个核心要素。

（1）存在认知损害：主诉或知情者报告或有经验临床医生判断存在认知障碍，而且神经心理学检测也有认知障碍的证据和（或）客观检查证实认知功能较以往减退，并至少有一个认知域的损害。

（2）存在血管性脑损伤的证据：包括血管危险因素、脑卒中病史、脑血管病的神经损伤症候、影像学显示的脑血管病变证据，以上各项不一定同时具备。

（3）明确血管性脑损害在认知损害中占主导地位：明确血管性脑损伤在认知障碍中是否起主要作用是诊断 VCI 的重要环节，尤其是合并阿尔茨海默病病理表现时，应根据认知障碍和脑血管病的临床表现结合神经影像表现判断血管性脑损伤对认知障碍的影响。

（二）VCI 诊断的分类

VCI 诊断成立后需进行以下分类。

1. 危险因素相关性 VCI

（1）有长期血管危险因素（如高血压病、糖尿病、血脂异常等）。

（2）无明确的脑卒中病史。

（3）影像学无明显的血管病灶（关键部位无血管病灶、非关键部位＞1 cm 的血管病灶≤3 个）。

2. 缺血性 VCI

（1）大血管性：①明确的脑卒中病史。②认知障碍相对急性发病，或呈阶梯样进展。③认知障碍与脑卒中有明确的因果及时间关系。④影像学显示大脑皮质或皮质下病灶（直径＞1.5 cm）。

（2）小血管性：①有或无明确脑卒中病史。②认知障碍相对缓慢发病。③影像学显示有多发腔隙性脑梗死或广泛白质病变，或两者并存。

（3）低灌注性：①有导致低灌注的病因：如心脏骤停、急性心肌梗死、降压药物过量、失血性休克、脑动脉狭窄等。②认知障碍与低灌注事件之间有明确的因果及时间关系。

3. 出血性 VCI

（1）明确的脑出血病史（包括脑实质出血、蛛网膜下腔出血、硬膜下血肿等）。

（2）认知障碍与脑出血之间有明确的因果及

时间关系。

（3）急性期影像学可见相应的出血证据。

4. 其他脑血管病性 VCI

（1）除上述以外的血管病变，如脑静脉窦血栓形成、脑动静脉畸形等。

（2）认知障碍与血管病变之间有明确的因果及时间关系。

（3）影像学显示有相应的病灶。

5. 脑血管病合并阿尔茨海默病

脑血管病合并阿尔茨海默病与阿尔茨海默病合并脑血管病在临床表现和诊断依据上存在相似之处，二者均为高龄发病且有阿尔茨海默病家族史，脑脊液检查中 tau 蛋白和异常磷酸化 tau 蛋白增高、A β -42 降低。但前者先有脑血管发病病史，随后逐渐出现以情景记忆为核心的认知障碍，这种障碍与血管病变导致的记忆障碍不符；影像学上既有脑血管病的证据，又存在海马和内侧颞叶的萎缩。后者则符合临床阿尔茨海默病的特征，即隐袭起病、缓慢进展，以情景记忆为核心的认知损害，在病程中发生脑血管病可使已存在的认知损害加重，影像学上同样显示海马和内侧颞叶萎缩，并伴有本次脑血管病的证据。

（三）VCI 诊断的排除因素

VCI 诊断的排除因素主要包括：①早期出现

并进行性恶化的记忆缺陷、早期突出的帕金森病特征、原发性神经系统疾病（如多发性硬化、脑炎等）特征。②神经影像学检查中缺乏血管性损伤病变。③其他可解释认知损害的疾病，如脑肿瘤、多发性硬化、脑炎、抑郁症、中毒，以及明显影响认知功能的系统性疾病及代谢异常等。此外，首次诊断认知障碍前3个月内的药物或酒精的滥用/依赖也需排除。

（四）鉴别诊断

（1）阿尔茨海默病：起病隐匿，进展缓慢，记忆等认知障碍突出，多数无偏瘫等局灶性神经系统定位体征，神经影像学表现为显著的脑皮质萎缩，Hachinski 缺血量表 ≤ 4 分（改良 Hachinski 缺血量表 ≤ 2 分）支持阿尔茨海默病诊断。

（2）Pick 病：起病较早（多在 50 ～ 60 岁），进行性痴呆，早期即有明显的人格改变和社会行为障碍、语言功能受损，记忆等认知障碍相对较晚。CT 或 MRI 主要表现为显著的额叶和（或）颞叶萎缩。

（3）路易体痴呆（dementia with Lewy bodies，DLB）：三大核心症状，即波动性的认知障碍、反复生动的视幻觉、锥体外系症状。DLB 伴有短暂的意识障碍、反复跌倒及晕厥可被误诊为 VaD，但影像学上无梗死灶，神经系统检查无定位体征。

（4）帕金森病痴呆（Parkinson disease dementia，PDD）：帕金森病痴呆早期会出现锥体外系受累症状，如静止性震颤、肌强直、运动迟缓等表现。认知功能的损害一般出现在晚期，而且以注意力、计算力、视空间、记忆力等受损为主。一般无脑卒中病史，无局灶性神经系统定位体征，影像学上无梗死、出血及白质病变等。

五、治疗

VCI 如能早期诊断，预后相对较好。治疗主要包括病因治疗、改善认知功能和对症治疗。

（一）病因治疗

预防和治疗脑血管病及其危险因素是 VCI 治疗最根本的方法，包括抗血小板聚集、降脂、防治高血压、糖尿病等。

1. 抗血小板聚集

国内吴瑛等将 7000 例 VaD 患者随机分为两组，试验组和对照组各 3500 例。对照组给予神经保护和控制血压等常规治疗，试验组在此基础上增加每晚饭后顿服阿司匹林 100 mg。3 个月后发现试验组简易精神状态检查量表的得分明显优于对照组。台湾一项全国性队列研究结果显示，西洛他唑的使用与痴呆风险降低之间存在显著相关性，且存在剂量 – 反应关系。另有研究报道，对中国人群而言，西洛他唑的安全性和疗效可能优于阿司匹林。西洛他唑与阿司匹林联用较单用阿司匹林更有效且未增加远期脑血管意外风险。但目前仍没有系统评价或 Meta 分析证实抗血小板聚集治疗对 VCI 的预防确切有效。

2. 管理血压

目前已有一系列研究报道表明，通过降压治疗可以改善认知功能或防止认知功能下降，从而起到预防 VCI 的作用。PROGRESS 研究显示，降压治疗可显著降低因脑卒中复发而导致的痴呆和认知障碍。一项荟萃分析比较了不同类别的抗高血压药物对痴呆症发病率和认知功能的影响结果显示，无论药物类别如何，抗高血压治疗都与认知功能的良好效果相关。与对照组相比，降压治疗后痴呆的风险降低了 9%，且发现血管紧张素 II 受体阻滞剂（angiotensin receptor blocker，ARB）在改善总体认知方面比 β 受体阻滞剂、利尿剂和血管紧张素转换酶抑制剂（angiotension converting enzyme inhibitors，ACEI）更有效。另有研究表明，高血压仅与脑卒中前的认知功能受损相关，与脑卒中后的无关，提示降压治疗应尽早开始。

3. 管理血糖

已有研究证实控制血糖不但可以减少大血管病变的发生，还可以减少小血管病变的发生，减少微血管并发症，降低其发生认知障碍的风险。大量的研究发现，糖尿病可能会使轻度认知障碍和痴呆的发病率增加 1 倍。有研究报道了糖化血红蛋白（glycated hemoglobin，HbA1c）的增加与整体认知、记忆和执行功能下降速度显著相关。当 HbA1c 高于 7% 的人群，在随访期间整体认知能力下降最明显。低血糖也可能与认知障碍相关，既往有严重低血糖的患者更有可能发展为认知障碍。因此，确定糖尿病治疗中血糖水平的最佳目标范围对于保护患者的认知功能至关重要。脑低灌注、脑缺血、脑卒中、高血糖、低血糖、糖尿病病程、微血管并发症、高血压、高脂血症、肥胖均可促进糖尿病患者 VCI 的发生，发现糖尿病患者 VCI 的危险因素可以帮助我们更有效地预防认知损害。由于脑卒中本身就是 VCI 的危险因素，应尽早发现糖尿病患者的脑缺血改变，防止症状性脑卒中的发生，从而保护患者免受认知障碍的损害。由此可见，控制血糖对于 VCI 的预防也是至关重要的一部分。

4. 降血脂

目前，研究认为血脂异常可能是通过破坏血脑屏障、氧化损伤、炎症损伤、影响 Aβ 的沉积，以及神经保护作用对认知功能造成影响，但尚无定论。对 1159 名中国老年人的纵向研究发现，高胆固醇血症可以加速认知功能下降，但也有研究表明，晚期高总胆固醇水平与轻度认知障碍（mild cognitive impairment，MCI）、阿尔茨海默病、VaD、任何一种痴呆或认知能力下降无关。高甘油三酯血症诱发或相关的动脉粥样硬化可能导致2型糖尿病患者的认知功能下降。有研究发现LDL可以导致认知功能下降。大多数横断面研究显示，高密度脂蛋白胆固醇（high density lipoprotein cholesterol，HDL-C）水平升高与较好的认知测试表现相关，但也有研究表明，晚期测量HDL-C与MCI、阿尔茨海默病或任何痴呆的风险无关。虽然李森等人的Meta分析提示，他汀类药物可以改善VCI患者的认知功能，且安全性良好；SPARCL研究的亚组分析亦发现强化降血脂能有效降低脑小血管病的脑卒中复发，但迄今为止，大多数关于他汀类药物和认知功能的研究都是观察性研究，很少有随机对照试验，关于中期或长期使用他汀类药物是否会改善认知功能仍然难以确定，但大部分系统评价和Meta分析提示，脑血管疾病高危人群使用他汀类药物对VaD没有预防作用。

5. 神经保护

依达拉奉可缓解大鼠短暂性局灶性缺血后迟发性神经元死亡和长期海马认知障碍，临床研究表明依达拉奉可减轻阿尔茨海默病患者的认知障碍，同时，预防性给予依达拉奉可改善动物脑缺血后的认知功能。依达拉奉右莰醇注射用浓溶液是依达拉奉和右莰醇以 4 : 1 配比组成的复方制剂，兼具依达拉奉的抗氧化、自由基清除和右莰醇的抗炎、对抗谷氨酸兴奋性中毒作用，并且具有线粒体保护功能，但其临床疗效和作用机制有待临床进一步验证。

（二）认知症状的治疗

1. 胆碱酯酶抑制剂

已有研究指出 VaD 患者的皮质、海马和纹状体等部位存在乙酰胆碱通路的破坏、乙酰胆碱含量的减少和乙酰胆碱活性的下降等，这些为胆碱酯酶抑制剂治疗 VaD 提供了理论基础。

（1）多奈哌齐：该药可特异性抑制脑内乙酰胆碱的降解，提高中枢神经系统，尤其是皮质和基底节等部位的乙酰胆碱浓度，已经被批准应用于对阿尔茨海默病的治疗。3 项随机对照试验观察了多奈哌齐对 VaD 的疗效，其中两项研究显示主要结局指标（认知和总体功能）有显著性改善，日常生活能力在一项中显著改善，在另一项中有改善趋势。值得注意的是，一项试验发现治疗组心血管不良反应显著高于安慰剂组，因此在使用过程中应该注意关注心血管不良反应的发生。使用该药时，应当由一个在阿尔茨海默病的诊断和治疗方面有经验的医

生开始并监督该药的治疗。该药禁用于对盐酸多奈
哌齐、哌啶衍生物或制剂中赋形剂有过敏史的患
者，禁用于孕妇。

（2）加兰他敏：该药不但可以通过抑制胆碱
酯酶增加乙酰胆碱的水平，还可以通过调节烟碱受
体增加乙酰胆碱的传导效能。在一项多中心双盲
随机对照试验中，按 NINDS-AIREN 标准诊断分为
很可能的 VaD 患者和阿尔茨海默病合并脑血管病
患者两组，分别给予加兰他敏 24 mg/d 和安慰剂。
6 个月后治疗组的 ADAS-cog 量表评分和日常生活
能力等较安慰剂组显著提高。另外一项随机对照研
究显示，虽然加兰他敏能够改善 VaD 患者的认知
功能和执行功能，但不能改善日常生活等能力。关
于加兰他敏治疗 VaD 的系统评价和 Meta 分析指出，
目前尚没有足够的证据来证明加兰他敏对 VaD 确
切有效。使用中需注意，对本品中活性成分氢溴酸
加兰他敏及辅料过敏的患者禁用。

（3）卡巴拉汀：是毒扁豆碱的氨基甲酸衍生
物，为一种选择性作用于脑部的非特异性乙酰胆
碱酯酶和丁酰胆碱酯酶抑制剂，可通过增加皮质
和海马等区域神经细胞突触间隙乙酰胆碱的浓度
改善认知功能，其代谢主要是被胆碱酯酶水解，
因此多数细胞色素 P450 的同工酶对其代谢影响较
小，与多种药物（尤其是心血管类和抗精神病类

药物）合用安全性较高。有研究表明，卡巴拉汀可以改善 VCI 患者的认知功能。在国内的一项多中心、随机对照、开放性临床试验中，纳入皮质下血管性痴呆患者，试验组给予卡巴拉汀与改善循环药物，对照组给予改善循环药物，结果表明试验组记忆力、定向力、注意力、结构运算等能力改善，妄想减轻。一项纳入 800 名受试者的大型数据研究显示，卡巴拉汀有助于改善 VCI 患者的认知功能，但是与安慰剂相比，服用卡巴拉汀的患者中出现呕吐、恶心、腹泻、厌食症，以及戒断率显著增高，卡巴拉汀的不良反应与其他乙酰胆碱酯酶抑制剂的情况相似。该药禁用于对重酒石酸卡巴拉汀、其他氨基甲酸衍生物或辅料过敏的患者。由于未进行相关研究，该药禁止应用于严重肝脏损伤的患者。

（4）石杉碱甲注射液：石杉碱甲是从石杉科植物千层塔中提取的一种生物碱，是一种高度选择性胆碱酯酶抑制剂，乙酰胆碱酯酶抑制剂活性是多奈哌齐的 8 倍，系列研究表明其作用还可能与阻断 N- 甲基 -D- 天冬氨酸受体相关，具有神经保护、抗炎、抗氧化应激、改善线粒体功能。还有研究表明石杉碱甲注射液还具有抗抑郁作用，可增加大脑多巴胺和去甲肾上腺素水平，但不会增加大脑 5-HT 水平。石杉碱甲注射液能显著改善

VaD 和阿尔茨海默病患者的简易精神状态检查量
表评分和日常生活能力评分，提高轻度认知障碍
患者记忆力。用药过程中不良反应发生率低，有
较好的临床安全性。但目前石杉碱甲仍有待进行
更多更高质量的多中心随机双盲试验。该药禁用
于癫痫、肾功能不全、机械性肠梗阻、心绞痛等
患者，心动过缓、支气管哮喘者慎用。

目前的临床证据支持胆碱酯酶抑制剂多奈哌
齐、卡巴拉汀可用于 VCI 的治疗，改善患者的认
知功能和日常生活能力；胆碱酯酶抑制剂加兰他
敏对脑卒中后认知障碍可能有效，但安全性和耐
受性较差。

2. N- 甲基 -D- 天冬氨酸受体拮抗剂

美金刚：研究发现，认知障碍患者神经元丧
失可能与兴奋性神经递质谷氨酸毒性有关。此外，
神经元细胞缺血刺激谷氨酸过度释放导致兴奋毒
性。谷氨酸能特异性地与 N- 甲基 -D- 天冬氨酸型
谷氨酸受体结合引起神经元异常放电。美金刚是
非竞争性 N- 甲基 -D- 天冬氨酸受体拮抗剂，可以
阻断谷氨酸浓度病理性增高导致的神经元损伤。
一项 Meta 分析显示，美金刚可以改善轻、中度
VaD 患者的认知功能损害及精神行为异常，提高
日常生活能力，安全性和耐受性良好，但对 VaD
患者的认知功能改善并没有阿尔茨海默病明显。

MMM300 和 MMM500 是两项关于美金刚的多中心、随机、双盲、安慰剂对照临床试验，主要针对轻到中度的 VaD 患者，结果显示可轻度改善认知功能，但不能改善整体印象。对本品过敏者禁用该药。

目前临床证据认为美金刚的安全性和耐受性较好，对脑卒中后失语可能有效。

3. 其他药物

（1）甘露特钠（GV-971）：是一种来源于海洋的低聚糖，是线性酸性低聚糖的混合物，聚合度从二聚体到十聚体不等。一项多中心、随机、双盲、安慰剂对照、平行分组的研究显示（目前首个在中国完成的甘露特钠 3 期临床试验）在轻、中度阿尔茨海默病患者中，连续服用甘露特钠 900 mg 36 周后患者在认知功能改善方面强于安慰剂组，在不良反应方面，甘露特钠组与安慰剂组无明显差异，因此甘露特钠在轻、中度阿尔茨海默病患者的治疗中是有效且安全的。甘露特钠于 2019 年 11 月在中国首次获批用于治疗轻、中度阿尔茨海默病以改善认知功能。目前关于甘露特钠用于 VCI 治疗的研究尚缺乏，但甘露特钠对于轻、中度阿尔茨海默病的治疗较为明确，也提示着甘露特钠对于 VCI 存在潜在的治疗作用。对本品过敏者禁用该药。

（2）丁苯酞是我国自主研发的化学 I 类新药，功能主要有：①促进侧支循环开放，改善血流灌注，挽救缺血半暗带。②提高线粒体 ATP 酶及复合酶 I 活性，保护线粒体膜结构和功能的完整，改善能量代谢。③通过抑制 NLRP3 炎症小体、调节内质网应激和 Shh/ptch1 信号通路、保持脑白质完整性、减少活化脑白质星状细胞改善认知障碍。有研究表明，NBP 亦可通过减轻 MCAO 后同侧背外侧前额叶皮层和丘脑继发性神经变性和神经炎症，来改善非人灵长类动物（食蟹猴）的工作记忆。此外，一项针对 281 例非痴呆型 VCI 患者使用 6 个月丁苯酞的随机、双盲、多中心临床研究显示，丁苯酞组患者整体认知评分改善显著优于安慰剂组，多项 Meta 分析也显示，丁苯酞能改善脑卒中后认知障碍的损害，安全性好。

（3）银杏叶提取物：EGb 761 是一种从银杏叶中提取的干燥提取物。EGb 761 在阿尔茨海默病和阿尔茨海默病合并脑血管病患者中显示出多种有益特性。它是一种多价自由基清除剂，可以改善线粒体功能、保护血脑屏障结构与功能、改善细胞活力、抑制细胞凋亡、抑制 β - 淀粉样蛋白的神经毒性等作用。

一项关于 EGb 761 治疗痴呆症的行为和心理症状（behavioral and psychological symptoms of dementia，BPSD）的荟萃分析发现，使用银杏叶提取物 EGb 761 治疗阿尔茨海默病患者 22～24 周可改善 BPSD。一项国际专家共识提出：单独使用或作为附加疗法的 EGb 761 将在治疗 MCI 和痴呆方面发挥重要作用，EGb 761 可显著改善轻、中度痴呆患者的认知功能、神经精神症状、日常生活能力和生活质量。世界生物精神病学协会联合会关于阿尔茨海默病和其他痴呆症生物治疗的指南也提出，银杏叶提取物对于阿尔茨海默病患者的症状治疗有一定疗效。

一些临床试验也探索了银杏叶提取物 EGb 761 对痴呆的疗效，亚组分析显示 EGb 761 可以改善 VaD 患者的认知障碍、日常生活能力和神经精神症状，但研究的证据级别一般，需要进行更严格的前瞻性研究。对含有银杏叶（银杏叶提取物）制剂及成分中所列辅料过敏或有严重不良反应病史者禁用。

（4）尼麦角林：属于麦角生物碱衍生物，在我国一直被广泛用于脑卒中后相关症状及痴呆疾病的治疗。多项临床前研究显示，尼麦角林对于认知障碍的改善可能与以下因素有关：尼麦角林除能够改善脑循环，促进神经递质释放外，还具有营养神经及抗氧化等作用。目前的研究认为，尼麦角林能够改善患者脑卒中后抑郁相关的情绪障碍及血管性痴呆，提高患者的日常生活能力。同时，尼麦角林具有良好的安全性，目前暂无尼麦角林治疗导致纤维化或麦角中毒的研究报道。近期心肌梗死、急性出血、严重的心动过缓、直立性调节功能障碍、出血倾向和对尼麦角林过敏者禁用该药。

（5）甲磺酸二氢麦角碱缓释片：可增加脑血流量和氧供给量，改善脑微循环，用于缺血性脑血管病的预防及治疗，具有调节多种神经递质的作用，可拮抗肾上腺素功能亢进，具有类多巴胺激动和5-HT激动作用，增加脑内乙酰胆碱递质含量；还可影响脑代谢、促进脑细胞对葡萄糖和氧的利用，可用于老年性痴呆、血管性痴呆及认知障碍患者的治疗。甲磺酸二氢麦角碱缓释片口服后快速达到峰浓度，然后持续、平稳释放，血药浓度峰值维持6小时，持续作用时间超过12小时。

（6）胞磷胆碱：缺血性脑卒中后出现的记忆功能障碍，与脑组织缺血、缺氧后氧化应激性损伤及胆碱能神经递质功能被削弱等情况有关，而胞磷胆碱属于脑代谢激活药物，可缓解脑血管阻力，促进脑细胞呼吸，改善脑部血液循环，促进脑功能恢复。研究发现胞磷胆碱在提升脑血流量、抑制自由基损伤、改善神经元代谢、对新生血管新生方面具有促进效用，提升脑部抗氧化能力，优化呼吸链功能。既往研究发现，将胞磷胆碱应用于缺血性脑卒中患者的治疗过程中，对恢复记忆力能够发挥一定的临床疗效。对本品过敏者禁用该药。

（7）奥拉西坦：是美国 FDA 批准的用于治疗老年痴呆的药物之一，用于治疗各种因素，如外伤、缺氧、慢性脑功能不全及神经退行性病变引起的学习和记忆衰退、老年精神衰退综合征、儿童智障等，临床上主要应用于各种痴呆，包括阿尔茨海默病、VaD 和器质性脑综合征等。一项临床研究表明，奥拉西坦对脑卒中后认知障碍患者有效，随着用药时间延长，疗效改善情况更佳，改善认知障碍程度优于吡拉西坦，无严重不良反应，安全性好。对本品过敏者禁用该药。轻、中度肾功能不全者应慎用，必需使用本药时须减量；患者出现精神兴奋和睡眠紊乱时，应减量。

现有临床证据表明甘露特钠可改善轻、中度阿尔茨海默病的认知功能，但在 VCI 中的作用仍需大样本临床试验进行研究；丁苯酞、银杏叶提取物、尼麦角林、甲磺酸二氢麦角碱缓释片和胞磷胆碱可能改善 VCI 的认知功能，但仍有待大样本临床试验研究；奥拉西坦对改善脑卒中后认知障碍可能有效，但没有大样本临床试验证实其对 VCI 的作用。

（三）中医药治疗

无论是原发性、血管性或其他原因导致的认知障碍，常规单纯西药治疗效果多不理想，尤其是原发性认知障碍。实践证明，采用中西医结合认识思路和治疗手段，常可获得较好的临床疗效。

不是任何患者都需中西药合用，而是根据患者的具体情况实施中、西药优势互补。一般而言，可用常规西药对症治疗，同时加用中药调理患者的阴阳失衡；对于使用西药无效或出现了副作用，可直接选用适宜的中成药作为主要治疗用药，同时根据辨证加用中药汤剂调理，若此，疗效多会优于单纯的中西药。

中医学没有"认知障碍"的病名，根据认知障碍的证候特点应归属中医"痴呆"或"呆证"范畴。高利教授根据本病临床特点把"痴"分为"文痴"和"武痴"。凡具有静止、温和特点的，多由心神失养、肾精不足或痰蒙清窍所致，属"文痴"范畴，为虚证；凡具有多动、狂躁特点的，多由痰火扰心或肝气郁结所致，属"武痴"范畴，为实证。根据证型选择适宜的中成药，不但能丰富医者的诊疗思路，还可获得较为理想的疗效。

治疗"文痴"多以安神补心、填补肾精为原则，常用代表药有安神补心丸、柏子养心丸、利舒康胶囊等，中药汤剂有甘麦大枣汤或百合地黄汤加减。针对"武痴"则以清心豁痰、活血开窍、疏肝解郁法为原则，常用代表药有安脑丸、清心滚痰丸、礞石滚痰丸等，中药汤剂有通窍活血汤、血府逐瘀汤等。

安脑丸用于治疗"武痴"中对窍闭、烦躁谵语、抽搐惊厥、头痛眩晕等症，在治疗临床总有效率、改善脑功能和日常生活质量方面具有一定的疗效，且安全性较好。患者临床表现常为表情呆钝，智力衰退，或哭笑无常、喃喃自语，或终日不语、呆若木鸡，伴不思饮食，脘腹胀痛，口多涎沫，头重如裹。舌淡、苔白腻、脉滑等。

（四）精神行为症状的治疗

抑郁是 VaD 患者常见的症状，有效的抗抑郁治疗能改善患者的认知功能和生活质量，SSRI 为常用的抗抑郁药。研究发现 SSRI 介导 5-HT1A 受体，促神经营养因子表达增高，增强大脑皮质、海马区神经元增殖，提高神经再塑性恢复。另外，SSRI 亦可对脑卒中炎性因子形成抑制效应，降低机体炎症因子对神经元的进一步损伤，达到神经保护效果，如氟西汀不但对认知和运动功能恢复均有改善作用，还可以提高患者血浆脑源性神经营养因子水平。研究表明早期使用舍曲林，不仅可以更好地减轻脑卒中患者的抑郁、焦虑情绪，还有利于脑卒中患者认知功能的恢复。艾司西酞普兰治疗 12 个月能显著改善脑卒中患者的记忆和整体功能，艾司西酞普兰可有效促进神经营养因子和促血管新生因子的分泌，进而促进缺血区脑组织的血管新生及神经修复，改善神经功能状况，有助于患者认知能力及日常生活能力的提高。目前相关的研究较少，观察时间也较短，需要进一步研究来探讨抗抑郁药物对改善认知功能的疗效。抗精神病药物常用于幻觉、妄想、激越和攻击行为等症状的治疗。指南推荐治疗精神行为症状时应首选非药物治疗，使用非典型抗精神病药物时应充分考虑患者的临床获益和潜在风险。

六、预后

预后与引起血管损害的基础疾病和颅内血管病灶的部位有关。平均生存时间为 8 ～ 10 年，主要死亡原因为肺部感染和心脑血管疾病。

七、药物治疗总结

脑卒中合并认知障碍药物总结如表 4-1 所示。

表 4-1　脑卒中合并认知障碍药物总结

治疗方式	治疗方法	药品名称	剂量	适应证	禁忌证	不良反应
病因治疗	抗血小板聚集	阿司匹林	口服，75～160 mg/d	预防一过性脑缺血发作、心肌梗死、房颤、人工心脏瓣膜等血栓形成	1. 对本品过敏者禁用；2. 下列情况应禁用：①活动性溃疡或其他原因引起的消化道出血。②血友病或血小板减少症	1. 胃肠道反应；2. 中枢神经：可逆性耳鸣、听力下降；3. 过敏反应：哮喘、血管神经性水肿、休克、阿司匹林哮喘；4. 肝肾功能损害
		西洛他唑	口服，100 mg/次，2次/日	改善慢性动脉硬化性闭塞症引起的慢性溃疡、间歇性跛行等症状；预防脑梗死复发（心源性脑梗死除外）	1. 对本药任何成分过敏者；2. 3～4级充血性心力衰竭的患者；3. 出有出血的患者，如血友病、上消化道出血、咳血等；4. 妊娠或有可能妊娠的妇女	1. 全身不良反应：头痛、偶发；2. 循环系统：偶有心悸、低血压；3. 胃肠道反应；4. 过敏反应：偶有皮疹、荨麻疹；5. 神经系统（偶有眩花、眩晕、失眠
	管理血压	血管紧张素Ⅱ受体阻滞剂	—	高血压、充血性心力衰竭、心肌梗死等，对ACEI不能耐受的患者	妊娠、双侧肾动脉狭窄、高钾血症、肌酐＞256 μmol/L者禁用	低血压、肾功能损害、高钾血症

续表

治疗方式	治疗方法	药品名称	剂量	适应证	禁忌证	不良反应
病因治疗	管理血压	β受体阻滞剂	—	高血压、充血性心力衰竭等	支气管哮喘、窦性心动过缓 Ⅱ度或Ⅲ度房室阻滞、重度或急性心力衰竭等	心动过缓、房室传导阻滞、气道阻力增加、脂、药反跳等
		利尿剂	—	高血压、心力衰竭等	痛风、低血钾等	低血压、电解质紊乱、代谢紊乱、血尿酸升高、糖耐量减低或氮质血症等
		血管紧张素转换酶抑制剂	—	高血压、充血性心力衰竭、心肌梗死等	妊娠、双侧肾动脉狭窄、高钾血症、肌酐>256 μmol/L者禁用	干咳、血管性水肿、低血压、肾功能损害、高钾血症等
	管理血糖	各类降糖药物	—			
	降血脂	他汀类药物	—	高胆固醇血症和以胆固醇升高为主的混合型高脂血症。防治冠心病、心肌梗死、脑卒中、延缓动脉粥样硬化	活动性肝病或原因不明的转氨酶持续升高、孕妇和哺乳期妇女等	他汀相关性肌病，如肌痛、肌炎和横纹肌溶解，肝脏不良反应、胃肠反应、皮肤潮红、头痛等

续表

治疗方式	治疗方法	药品名称	剂量	适应证	禁忌证	不良反应
病因治疗	神经保护	依达拉奉右莰醇	静脉滴注，15 mL/次，2次/日	改善急性缺血性脑卒中所致的神经症状、日常生活活动能力和神经功能障碍	对本药过敏者、重度肾功能衰竭者	转氨酶升高、低钾血症、低钙血症、瘙痒、皮瘆等
认知症状的治疗	胆碱酯酶抑制剂	多奈哌齐	口服，初始用量5 mg/次，1次/日，至少维持1个月，临床评估后，可增加到10 mg/次，1次/日	轻、中度或重度阿尔茨海默病的治疗	禁用于对盐酸多奈哌齐、哌啶衍生物或制剂中赋形剂有过敏史的患者及孕妇	腹泻、肌肉痉挛、乏力、恶心、呕吐和失眠
		加兰他敏	口服，5 mg/次，4次/日，3天后改为10 mg/次，4次/日	适用于良性记忆障碍，对痴呆患者和脑器质性病变引起的记忆障碍也有改善作用	1. 对本品过敏者禁用；2. 癫痫下禁用；3. 心绞痛及心动过缓者禁用；4. 严重哮喘或肺功能障碍的患者禁用；5. 重度肝肾损害者禁用；6. 机	1. 神经系统：常见有疲劳、头晕眼花、头痛、失眠等；2. 胃肠道反应；3. 心血管系统：可见心动过缓、心律不齐；4. 血液系统：贫血；5. 内分泌

治疗方式	治疗方法	药品名称	剂量	适应证	禁忌证	不良反应
					碱性肠梗阻、尿路阻塞或膀胱术后恢复期患者禁用；7. 癫痫、运动功能亢进患者禁用	和代谢系统：血糖增高
认知症状的治疗	胆碱酯酶抑制剂	卡巴拉汀	口服，3 mg/d，后若耐受良好，可继续增量3 mg/d，最多不超过12 mg/d；透皮贴剂，起始剂量为4.6 mg/d，至少4周，后若耐受性良好，增加至9.5 mg/d并维持	用于治疗轻、中度阿尔茨海默病的患者	对利斯的明/卡巴拉汀、其他氨基甲酸衍生物或辅料过敏及严重肝脏损伤患者禁用；使用透皮贴剂后出现过敏性接触性皮炎者（用药部位反应）禁用	胃肠道反应

续表

治疗方式	治疗方法	药品名称	剂量	适应证	禁忌证	不良反应
认知症状的治疗	胆碱酯酶抑制剂	石杉碱甲注射液	肌内注射，0.2 mg/次，1次/日	本品适用于良性记忆障碍，对老年性痴呆病变引起的记忆障碍亦有改善作用	癫痫、肾功能不全，机械性肠梗阻、尿路梗阻、心绞痛、心动过缓、低血压、支气管哮喘及对本品过敏患者禁用	本品无明显毒性反应，剂量过大时可出现头晕、恶心、腹痛、胃肠道不适、视力模糊、出汗、乏力等反应，一般无需处理或减少服用剂量即可消失，严重者可用阿托品对抗
	N-甲基-D-天冬氨酸受体拮抗剂	美金刚	口服，起始剂量每日5 mg，前3周应按每周递增5 mg剂量的方法逐渐达到维持剂量每日20 mg	治疗中度至重度阿尔茨海默病型痴呆	对本品的活性成分或辅料过敏者禁用	头晕、头痛、便秘、嗜睡和高血压等
	其他药物	甘露特钠（GV-971）	口服，450 mg/次，2次/日	用于轻度至中度阿尔茨海默病，改善患者认知功能	对本品主要成分或辅料过敏者禁用	偶见心律失常、口干、血尿等

续表

治疗方式	治疗方法	药品名称	剂量	适应证	禁忌证	不良反应
认知症状的治疗	其他药物	丁苯酞	口服，0.2 g/次，3次/日；静脉滴注，发病后48小时内开始给药，每日2次，每次25 mg（100 mL），每次滴注时间不少于50分钟，两次用药时间间隔不少于6小时	用于治疗轻、中度急性缺血性脑卒中	对本品任何成分过敏及有严重出血倾向者	氨基转移酶轻度一过性升高，偶见恶心、腹部不适及精神症状等
		银杏叶提取物（EGb 761）	口服，1～2 mL/次，2～3次/日	主要用于脑部、周边等血液循环障碍：如脑卒中，记忆力衰退，痴呆，糖尿病引起的视网膜病变及神经障碍等	对本品中任一成分过敏者禁用	偶有胃肠道不适、头痛、过敏反应等

续表

治疗方式	治疗方法	药品名称	剂量	适应证	禁忌证	不良反应
		尼麦角林	口服，每日 20 ～ 60 mg，连续至少服用 6 个月	改善脑梗死后遗症引起的意欲低下和情感障碍；急性和慢性周围循环障碍；血管性痴呆，尤其在早期治疗时对认知、记忆等有改善，并能减轻疾病严重程度	近期的心肌梗死、急性出血，严重的心动过缓、直立性低血压，出血倾向，对咎性物质或麦角生物碱或任何赋形剂过敏者禁用	轻微的胃部不适，潮热、潮红、头晕，嗜睡或失眠
认知症状的治疗	其他药物	胞磷胆碱	静脉滴注，0.25 ～ 0.5 g/次，1 次/日，5 ～ 10 日一个疗程	用于急性颅脑外伤及脑手术后的意识障碍	对本品过敏者	偶见发热、倦怠、过敏样反应，胃肠道反应
		奥拉西坦	口服，800 mg/次，2 ～ 3 次/日；静脉滴注，4 ～ 6 g/次，1 次/日	适用于轻、中度血管性痴呆、老年性痴呆及脑外伤等引起的记忆与智能障碍	对本品过敏者，严重肾功能损害者禁用	皮肤瘙痒、恶心、精神兴奋、睡眠紊乱等

续表

治疗方式	治疗方法	药品名称	剂量	适应证	禁忌证	不良反应
精神行为症状的治疗	各类抗抑郁药	氟西汀	口服，每日 20～60 mg。推荐的起始剂量为每日 20 mg	抑郁症、强迫症、神经性贪食症	对氟西汀或其任何一种成分过敏的患者禁用	过敏，5-HT 综合征，胃肠道功能紊乱，短暂的动作异常（如抽搐、共济失调）、躁症、焦虑等
		舍曲林	口服，每日 50mg，最大剂量为每日 200 mg	用于治疗抑郁症、强迫症	1. 本品禁用于对舍曲林过敏者；2. 禁止与单胺氧化酶抑制剂合用；3. 禁止与匹莫齐特合用	失眠，头晕，头痛，腹泻，恶心等
		艾司西酞普兰	口服，每日 1 次。常用剂量为每日 10 mg，每日最大剂量可以增加至 20 mg	抑郁症，伴有或不伴有广场恐怖症的惊恐障碍	1. 对本品过敏者禁止使用，2. 禁止与非选择性、不可逆性单胺氧化酶抑制剂合用；3. 禁止与利奈唑胺合用；4. 禁止与匹莫齐特合用；5.QT 间期延长或先天性 QT 综合征的患者中禁用	食欲改变，体重增加；失眠，嗜睡，头晕，感觉异常，焦虑，烦乱不安，性欲减退（女性和男性），性快感缺失（女性）等

（石胜良 高利）

参考文献

[1] 贾建平，陈生弟．神经病学．8 版．北京：人民卫生出版社，2018.

[2] 贾建平．血管性认知障碍诊治指南．中华神经科杂志，2011，44（2）：142-147.

[3] 中国医师协会神经内科分会认知障碍专业委员会，中国血管性认知障碍诊治指南．2019 年中国血管性认知障碍诊治指南．中华医学杂志，2019，99（35）：2737-2744.

[4] 宋颙，孙冬，章军建．《2019 年中国血管性认知障碍诊治指南》解读．中国临床医生杂志，2021，49（6）：655-657，661.

[5] 汪凯，董强，郁金泰，等．卒中后认知障碍管理专家共识 2021．中国卒中杂志，2021，16（4）：376-389.

[6] 王拥军．2016 中国血管性认知障碍诊疗指导规范．心脑血管病防治，2017，17（1）：3-6.

[7] 中国痴呆与认知障碍诊治指南写作组，中国医师协会神经内科医师分会认知障碍疾病专业委员会．2018 中国痴呆与认知障碍诊治指南（五）：轻度认知障碍的诊断与治疗．中华医学杂志，2018，98（17）：1294-1301.

[8] 中国痴呆与认知障碍诊治指南写作组，中国医师协会神经内科医师分会认知障碍疾病专业委员会．2018 中国痴呆与认知障碍诊治指南（十一）：非阿尔茨海默病痴呆的治疗．中华医学杂志，2020（17）：1294-1298.

[9] 孙宇，韩璎，戴建平．血管性认知障碍诊断标准的演

变与解读. 中国卒中杂志, 2017, 12（1）: 13-17.

[10] O'BRIEN J T, THOMAS A. Vascular dementia. Lancet, 2015, 386（10004）: 1698-1706.

[11] 吴瑛. 阿司匹林治疗血管性痴呆的临床效果. 中国医药指南, 2011, 9（25）: 266-267.

[12] 蒋世新. 西洛他唑与拜阿司匹林联用治疗脑梗死后血管性痴呆的疗效探讨. 中国医药指南, 2016, 14（24）: 98.

[13] TAI S Y, CHIEN C Y, CHANG Y H, et al. Cilostazol use is associated with reduced risk of dementia: a nationwide cohort study. Neurotherapeutics, 2017, 14（3）: 784-791.

[14] BIESSELS G J, DESPA F. Cognitive decline and dementia in diabetes mellitus: mechanisms and clinical implications. Nat Rev Endocrinol, 2018, 14（10）: 591-604.

[15] ZHENG F, YAN L, YANG Z, et al. HbA1c, diabetes and cognitive decline: the English Longitudinal Study of Ageing. Diabetologia, 2018, 61（4）: 839-848.

[16] JANSSEN J, VAN DEN BERG E, ZINMAN B, et al. HbA1c, Insulin Resistance, and β-Cell Function in Relation to Cognitive Function in Type 2 Diabetes: The CAROLINA Cognition Substudy. Diabetes Care, 2019, 42（1）: e1-e3.

[17] HERMANIDES J, QEVA E, PRECKEL B, et al. Perioperative hyperglycemia and neurocognitive outcome after surgery: a systematic review. Minerva Anestesiol, 2018, 84（10）: 1178-1188.

[18] LEE A K，RAWLINGS A M，LEE C J，et al. Severe hypoglycaemia，mild cognitive impairment，dementia and brain volumes in older adults with type 2 diabetes：the Atherosclerosis Risk in Communities（ARIC）cohort study. Diabetologia，2018，61（9）：1956-1965.

[19] 李睿，刘扬，陈伟红，等。血脂异常和他汀类药物对认知功能的影响 . 国际神经病学神经外科学杂志，2018，45（5）：528-532.

[20] YIN Z X，SHI X M，KRAUS V B，et al. High normal plasma triglycerides are associated with preserved cognitive function in Chinese oldest-old. Age Ageing，2012，41（5）：600-606.

[21] MA C，YIN Z，ZHU P，et al. Blood cholesterol in late-life and cognitive decline：a longitudinal study of the Chinese elderly. Mol Neurodegener，2017，12（1）：24.

[22] ANSTEY K J，ASHBY-MITCHELL K，PETERS R. Updating the evidence on the association between serum cholesterol and risk of late-life dementia：review and meta-analysis. J Alzheimers Dis，2017，56（1）：215-228.

[23] HASNAIN M，VIEWEG W V. Possible role of vascular risk factors in Alzheimer's disease and vascular dementia. Curr Pharm Des，2014，20（38）：6007-6013.

[24] JIAO L，ZHANG J，LI Z，et al. Edaravone alleviates delayed neuronal death and long-dated cognitive dysfunction of hippocampus after transient focal ischemia in Wistar rat brains. Neuroscience，2011，182：177-183.

[25] 许墨菊，李战永．依达拉奉对认知障碍作用的研究进展．中国卒中杂志，2020，15（3）：326-331.

[26] KAVIRAJAN H，SCHNEIDER L S. Efficacy and adverse effects of cholinesterase inhibitors and memantine in vascular dementia：a meta-analysis of randomised controlled trials. Lancet Neurol，2007，6（9）：782-792.

[27] 李晓莎，纪怡璠，李向雨，等．卡巴拉汀治疗血管性认知障碍的研究现状．卒中与神经疾病，2019，26（4）：496-498.

[28] LIANG Y Q，TANG X C. Comparative effects of huperzine A，donepezil and rivastigmine on cortical acetylcholine level and acetylcholinesterase activity in rats. Neurosci Lett，2004，361（1-3）：56-59.

[29] LIANG Y Q，TANG X C. Comparative studies of huperzine A，donepezil，and rivastigmine on brain acetylcholine，dopamine，norepinephrine，and 5-hydroxytryptamine levels in freely-moving rats. Acta Pharmacol Sin，2006，27（9）：1127-1136.

[30] TABIRA T，KAWAMURA N. A Study of a supplement containing huperzine A and curcumin in dementia patients and individuals with mild cognitive impairment. J Alzheimers Dis，2018，63（1）：75-78.

[31] XU Z Q，LIANG X M，JUAN-WU，et al. Treatment with Huperzine A improves cognition in vascular dementia patients. Cell Biochem Biophys，2012，62（1）：55-58.

[32] HAO Z，LIU M，LIU Z，et al. Huperzine A for vascular

dementia. Cochrane Database Syst Rev, 2009, (2):
CD007365.

[33] 黄坡, 李博, 郭玉红, 等. 石杉碱甲治疗轻度认知障碍患者有效性与安全性的系统评价与 Meta 分析. 中国中药杂志, 2019, 44 (3): 582-588.

[34] ORGOGOZO J M, RIGAUD A S, STÖFFLER A, et al. Efficacy and safety of memantine in patients with mild to moderate vascular dementia: a randomized, placebo-controlled trial (MMM 300). Stroke, 2002, 33 (7): 1834-1839.

[35] WILCOCK G, MÖBIUS H J, STÖFFLER A; MMM 500 group. A double-blind, placebo-controlled multicentre study of memantine in mild to moderate vascular dementia (MMM500). Int Clin Psychopharmacol, 2002, 17 (6): 297-305.

[36] MCSHANE R, WESTBY M J, ROBERTS E, et al. Memantine for dementia. Cochrane Database Syst Rev, 2019, 3 (3): CD003154.

[37] KNIGHT R, KHONDOKER M, MAGILL N, et al. A systematic review and meta-analysis of the effectiveness of acetylcholinesterase inhibitors and memantine in treating the cognitive symptoms of dementia. dement geriatr cogn disord, 2018, 45 (3-4): 131-151.

[38] XIAO S, CHAN P, WANG T, et al. A 36-week multicenter, randomized, double-blind, placebo-controlled, parallel-group, phase 3 clinical trial of sodium oligomannate for mild-to-moderate Alzheimer's

dementia. Alzheimers Res Ther，2021，13（1）：62.

[39] JIA J，WEI C，LIANG J，et al. The effects of DL-3-n-butylphthalide in patients with vascular cognitive impairment without dementia caused by subcortical ischemic small vessel disease：A multicentre，randomized，double-blind，placebo-controlled trial. Alzheimers Dement，2016，12（2）：89-99.

[40] 李为贵，王彬彬，付红燕. 银杏叶提取物防治阿尔茨海默病的研究新进展. 中国医药导报，2016，13（12）：61-64.

[41] 赵雪飞，贺燕. 银杏叶提取物 EGb761 治疗轻度血管性认知障碍的临床研究. 山东大学，2020. [2024-09-23]. https://mall. cnki. net/magazine/article/CMFD/1020064702. nh. htm.

[42] 刘兰，朱济萍，徐宏，等. 银杏叶治疗血管性认知障碍的疗效和安全性. 脑与神经疾病杂志，2018，26（7）：423-428.

[43] 郝敏锋，任秀，郭生龙，等. 尼麦角林治疗认知障碍疗效的 Meta 分析. 山西医科大学学报，2017，48（5）：479-484.

[44] ALVAREZ-SABÍN J，ORTEGA G，JACAS C，et al. Long-term treatment with citicoline may improve poststroke vascular cognitive impairment. Cerebrovasc Dis，2013，35（2）：146-154.

[45] COTRONEO A M，CASTAGNA A，PUTIGNANO S，et al. Effectiveness and safety of citicoline in mild vascular cognitive impairment：the IDEALE study. Clin Interv Aging，2013，8：131-137.

[46] 张微微，李小刚，王默力，等. 奥拉西坦治疗卒中后认知功能障碍的有效性及安全性. 中华神经科杂志，2013，46（7）：489-493.

[47] 刘治军，胡欣. 促智药奥拉西坦的临床和基础研究. 中华神经外科疾病研究杂志，2005，(3)：286-288.

第五章

脑血管病内科并发症的药物治疗

第一节　概述

脑血管病（cerebrovascular disease，CVD）通常是由于脑血管破裂出血或血栓形成引起的，主要表现为脑部出血性或缺血性损伤症状的一组疾病，又被称为脑血管意外（cerebrovascular accident，CVA）或脑中风。脑血管病多发于中年以上人群，且在不发达的地区所占比例较高，具有排名前三的高致死率。脑血管病通常急性发作，严重损伤中枢神经系统，使患者出现神智障碍。在这种重大脑损伤的破坏下，若未及时治疗会引发脑疝、脑心综合征、感染、肾功能衰竭、上消化道出血等多种并发症，并导致患者抵抗力低下引发感染。积极进行干预可以在一定程度上避免脑血管疾病并发症的发生和发展。

（杨淑桂）

第二节　主要并发症的诊断及治疗

一、脑疝

脑疝是脑出血最常见的一种并发症，主要由急剧的颅内压增高所致，使患者脑内的部分脑组织、神经及血管受压，脑脊液循环发生障碍而引起相应组织缺血、缺氧及其他一系列症状。脑出血合并脑疝是一种病情十分危急的神经疾病，仅仅依靠药物进行保守治疗通常较难获得满意的临床疗效，即使接受手术治疗，患者的致残率和死亡率也较高，进而会对患者的预后情况造成严重影响。

（一）诊断

多项研究表明，在脑疝早期进行有效的预防和治疗，具有更好地预后效果和实际意义。对于脑疝的临床诊断，主要有患者临床观察及症状问询、脑部影像学诊断及颅内压监测等方法。其中，根据患者是否有头痛、恶心、呕吐、视乳头水肿、意识障碍形成或加深及瞳孔变化等表现为依据，判断是否有颅内压增高或脑疝形成，但这些症状均缺乏特异性；根据影像学（CT 或 MRI）证据，可表现为脑室受压变窄移位、中线移位、脑沟变浅消失、脑水肿或脑积水等，但影像学检查因不能进行床旁连续监测，实时反映颅内压变化。持续的颅内压监测，有利于及时发现和判断脑疝患者的病情变化，可为临床制定治疗方案、指导治疗提供依据。

颅内压监测方法主要分为有创颅内压监测和无创颅内监测两种。其中，有创颅内压监测包括脑室内监测、脑实质内监测、蛛网膜下腔监测、硬膜外监测等；无创颅内压监测包括闪光视觉诱发电位监测、TCD监测、鼓膜监测等。目前，脑室内监测被认为是颅内压监测的金标准，但有创监测存在感染风险，无创性多模态颅内压监测或是未来发展趋势。

（二）治疗

根据脑疝的发展规律，可将脑疝分为脑疝前驱期（脑疝初期）、脑疝代偿期（脑疝中期）、脑疝衰竭期（脑疝晚期）共3个阶段。其中，初期阶段是脑疝形成前的阶段，此时颅内压出现急剧增高，促使脑部缺氧加重；中期阶段是脑疝已经形成，脑干及脑神经和血管等受到压迫，但患者机体仍可通过一系列的代偿性调节作用勉强维持生命；晚期阶段是患者脑组织持续受到压迫，此时代偿性调节功能耗尽，脑组织出现严重功能衰竭。

1. 脑疝前驱期的治疗

对于脑出血并发脑疝患者，目前临床主张"抢在脑疝前面"的治疗，即脑疝前驱期进行及时有效的处理至关重要。主要处理内容有：①应根据颅内压监测数据，评估患者的循环和通气情况，对呼吸困难患者及时给予气管插管，通过呼吸机辅助呼吸。②适度抬高床头以利于脑静脉血液的回流。③注重避免患者吸痰，防止刺激颅内压升高。④静脉输注等渗或高渗液体，并适当降低体温等。对于血管源性脑水肿应给予高剂量的皮质类固醇治疗，常用药物为地塞米松。对于脑出血，目前未证实激素治疗对其有益，反而有研究表明其应用有导致病情加重的风险。

该阶段的药物治疗可快速静脉滴注甘露醇（0.25～1 g/kg），每4～6小时重复1次；当脑疝发生时，可将静脉滴注量提升至每次1 g/kg，用药间隔时间可缩短至每2小时一次。在定期、快速静脉推注甘露醇的同时，应维持血浆渗透压在300～320 mOsm/kg，同时注意监测患者尿量，复查肾功能和电解质情况。此外，可每隔12～24小时静脉滴注250 mL甘油果糖，或每日2～4次静脉推注10～40 mg呋塞米，与甘露醇交替使用。还可考虑给患者短暂的过度通气治疗（<2小时），使$PaCO_2$达到30～35 mmHg。

2. 脑疝代偿期的治疗

对于高血压脑出血合并脑疝的治疗方案，按照《2020 高血压脑出血中国多学科诊治指南》推荐，应立即进行开颅手术治疗，清除颅内血肿占位，在一定程度降低病死率及严重并发症的发生率，改善患者的神经功能恢复（Ⅰ级推荐，A 级证据）。目前手术方法较多，包括立体定向血肿清除、神经内镜血肿清除、开放手术血肿清除及去骨瓣减压等。

当患者颅内压急剧增高及脑疝形成，且患者身体状况不符合减压术手术指征时，可考虑给予静脉输注浓度为 2% ～ 23.4% 的高渗盐溶液。Battison C 等人的研究证实，高渗盐溶液降低颅内压效果优于甘露醇，且 Koenig MA 等人也发现，快速给予 23.4% 的盐溶液可使颅内压降低并逆转小脑幕切迹疝。对于合并有血容量不足及低血压患者，需优先考虑高渗盐溶液，可在增加血容量的同时增加血压，而血容量不足及血压 < 90 mmHg 的患者应禁忌使用甘露醇。输注高渗盐溶液前应查血钠水平，低钠血症患者慎用，以防发生脑桥中央髓鞘溶解；输注期间应监测电解质水平、血常规及凝血功能。适当给予镇痛镇静药物治疗（如芬太尼、咪达唑仑、丙泊酚），可减少脑血氧代谢率。

3. 脑疝衰竭期的治疗

巴比妥昏迷疗法是其他降颅内压疗法无效时最后的疗法，仅用于难治性颅内压增高，因大量用药会导致严重并发症，如低血压、呼吸抑制等。临床最常用的药物是戊巴比妥，用法是在30分钟内快速注射10 mg/kg，然后在3小时内注射5 mg/（kg·h），最后以1～4 mg/（kg·h）注射量维持。用药之前应对患者进行气管插管，用药中对脑电图、血压、心电图进行监测。随机多中心研究表明，巴比妥昏迷可使患者颅内压得到控制的概率提升2倍。

二、上消化道出血

脑血管病可引起上消化道出血，即应激性溃疡，是其严重并发症之一。脑出血合并上消化道出血，由下视丘和脑干病变引起，与自主神经中枢及高级中枢的原发或继发的病灶有关。脑出血急性期并发急性胃黏膜病变是脑出血早期死亡的主要原因之一。

（一）诊断

上消化道出血可表现出以下指征：呕血、黑便和血液中血红蛋白水平降低，并常伴有失血性周围循环衰竭。上消化道出血的出现时间不等，大多在发病后24小时内开始出现，也可出现在发病后 2 小时或第 2 周。此外，一些症状可提示脑出血患者有消化道出血的风险，如患者表现出意识障碍加重、体温持续升高，以及心率加快、血压下降、血象升高、眼球浮动或震颤等症状。此时应尽早做血红蛋白水平检测及潜血实验，以便于早期的诊断。

（二）药物治疗

1. 抑酸药物

抑酸药物通过抑制胃酸的分泌，升高胃内 pH 值，有助于纤维蛋白凝块的形成及稳定，从而起到上消化道出血的预防及治疗效果。目前常用的抑酸药物包括 H_2 受体拮抗剂、质子泵抑制剂。

（1） H_2 受体拮抗剂：临床常用的药物主要有雷尼替丁、西咪替丁、法莫替丁等。用法：雷尼替丁 100 mg/ 次，每日 2 ～ 3 次，缓慢静脉滴注；西咪替丁 200 ～ 400 mg/ 次，每 6 ～ 8 小时 1 次，缓慢静脉滴注；法莫替丁 20 mg/ 次，每日 2 次，静脉滴注时间不少于 30 分钟。

（2）质子泵抑制剂：经诊断确定上消化道大出血后，建议采用持续性高剂量质子泵抑制剂治疗。常用药物有：①艾普拉唑：艾普拉唑为第三代质子泵抑制剂，不依赖 CYP2C19 代谢，疗效不受 CYP2C19 基因多态性影响，可用于急性上消化道出血的治疗。首日 20 mg 静脉滴注，第 2 天、第 3 天 10 mg，每日 1 次，2～3 天后，可改为口服 10 mg，每日 1 次，间歇给药，以预防再出血。该药还可预防长期服用阿司匹林、氯吡格雷等药物所致的消化道出血（口服每日 5～10 mg，1 次/日）、高危患者应激性溃疡出血（首日 20 mg 静脉滴注，之后 10 mg，每日 1 次）。②奥美拉唑：静脉注射奥美拉唑 80 mg 后，以 8 mg/h 静脉滴注维持，持续时间不少于 3 天；治疗轻度至中度出血，奥美拉唑 40 mg 溶于 0.9%NaCl 100 mL 中，每日 2 次静脉滴注。③兰索拉唑：抑酸作用更强，30 mg 1 次，临用时用 100 mL 0.9%NaCl 注射液溶解稀释，每日 2 次缓慢静脉滴注。④泮托拉唑：生物利用度高，作用强而持久，能在强酸环境下起到抑酸作用，且有效时间可达 16 小时以上。对于急性上消化道出血，静脉滴注泮托拉唑 40～80 mg/次，1～2 次/日。⑤雷贝拉唑：抑酸作用比奥美拉唑强 2～4 倍，用于胃、十二指肠溃疡出血，20 mg/次，口服或静脉滴注 1～2 次/日。⑥艾司奥美拉唑：用于预防或治疗消化道出血，40 mg/次，2 次/日。应短期用药，一旦可能，转为口服抑酸治疗。

2. 血管加压素类

血管加压素类药物通过收缩内脏血管，减少内脏血流和门静脉压力，因而被用于控制出血或预防再出血，对食管静脉曲张出血具有确切的疗效。药物有垂体后叶素、加压素及其类似物去氨加压素、特利加压素等。

（1）垂体后叶素：是催产素和加压素的复合物，可用于消化道出血。用药剂量为一次 6 ～ 12 U，可肌内注射、皮下注射或静脉滴注。起效迅速，作用持续时间为半小时。

（2）特利加压素：是一种三甘酰胺赖氨酸加压素，是合成的加压素类似物，常用于治疗肝硬化上消化道出血。它本身无加压素活性，在体内被酶水解产生活性代谢物赖氨酸加压素，起效慢，生物半衰期较长，作用持久，止血效果更好。静脉缓慢注射给药，起始剂量 2 mg，以后以 1 ～ 2 mg 维持剂量，每 4 ～ 6 小时一次，同时进行血压、心率监测，最好与硝酸甘油合用。

3. 生长抑素及其类似物

生长抑素可增强胃黏液分泌，减少胃肠道血流，对消化道出血具有显著疗效，且安全性好。目前常见的生长抑素及其类似物有奥曲肽、伐普肽、兰瑞肽，近年常用于肝硬化患者食管胃底静脉曲张所致出血的紧急治疗。

（1）生长抑素：为人工合成的环状十四氨基酸肽，与天然生长抑素在化学结构和作用机制上相同。生长抑素半衰期短，仅数分钟，给药方式为首先 250 μg 作为负荷剂量静脉注射，然后以

25 μg/h 持续静脉滴注，出血得到控制后继续使用 48 ～ 72 小时以防止再出血。

（2）奥曲肽：是一种合成的天然生长抑素八肽衍生物，具有天然生长抑素的药理特性，且起效时间短，止血作用更强，作用时间更长，不良反应发生率低。常与其他药物合用，临床应用广泛。用于食管 – 胃静脉曲张出血时，用药方式为 50 μg/h 连续静脉滴注，连用 5 天。

4. 止血药物

（1）全身用药：维生素 K_1 可用于有凝血功能障碍者的急性非静脉曲张性上消化道出血；氨甲苯酸等抗纤溶药可预防继发性纤溶；中成药如云南白药等也有一定止血疗效。

（2）局部止血药：①凝血酶用生理盐水或温水溶解为 10 ～ 100 U/mL 的溶液，口服或局部灌注，可用于消化道出血。②冰盐水加去甲肾上腺素洗胃或口服去甲肾上腺素也具有良好的止血效果。③把去甲肾上腺素 8 mg 加入 100 ～ 200 mL 的冰盐水（0～4℃）中，通过胃管缓慢注入胃中，过 30 分钟后再抽出，可以反复多次灌洗，直至达到止血目的。也可以把去甲肾上腺素 8 mg 加入 100 mL 生理盐水中分次口服。

三、心血管并发症

脑血管疾病如急性缺血性脑卒中、脑出血和蛛网膜下腔出血常伴随心血管并发症，又称为脑心综合征（stroke-heart syndrome，SHS）或脑卒中诱发的心脏损伤（stroke-induced heart injury，SIHI）。脑卒中引起心脏损伤的机制还未明确，有研究者认为是由脑–心轴损伤介导的自主神经和炎症机制引起的。发生率较高，且会增加患者死亡风险，20% 的脑卒中患者死于心血管原因。脑心综合征主要分为 5 类：①缺血性和非缺血性急性心肌损伤，表现为心肌肌钙蛋白升高，通常无症状。②脑卒中后急性心肌梗死。③左心室功能障碍、心力衰竭和脑卒中后 Takotsubo 综合征。④心电图变化和心律失常，包括脑卒中后心房颤动。⑤脑卒中后神经源性心源性猝死。

（一）诊断

对于脑血管病患者应密切观察心血管系统症状，如心悸、胸痛、胸闷等异常，还要进行必要的临床和实验室检查。常规进行心电监护来监测心电活动情况，且至少 24 小时的节律监测和超声心电图监测。心肌酶谱、心肌肌钙蛋白水平的实验室检测对于心肌损伤、左心室功能障碍的预测诊断具有临床价值。研究表明，血浆脑钠肽水平对于脑卒中后心血管不良事件的预测也有重要意义。

（二）药物处理方法

若发生心脏节律紊乱或心电图改变应及时处理，根据心内科医生会诊意见，采用对症的抗心血管药物治疗。目前对于脑卒中后心血管并发症的预防和治疗尚没有特定的方法。β 受体阻滞剂、血管紧张素转换酶抑制剂对于脑心综合征的作用正在研究中。

四、感染

脑卒中后感染（post-stroke infections，PSIs）是脑血管病患者常见的并发症之一，发病率约为 30%，最主要的是脑卒中相关性肺炎（stroke-associated pneumonia，SAP）和尿路感染会影响脑卒中恢复及增加再复发的风险。脑卒中引起的免疫抑制是诱发感染的主要因素。脑卒中相关性肺炎被定义为：脑卒中发病后 7 天内出现的肺炎，其中包括接受机械通气的患者。脑卒中患者对肺炎的高频率易感性主要与免疫抑制、吞咽困难、误吸有关。

（一）诊断

1. 脑卒中相关性肺炎

患者可能出现临床感染的表征，如发烧、咳

嗽、呼吸急促、咯痰、低氧、70 岁以上老人出现无其他明确原因的意识状态改变。可采用急性缺血性脑卒中相关性肺炎评分、自发性脑出血相关性肺炎预测模型评估 SAP 风险。出现肺部浸润性病变，可用胸部 X 线片或 CT 检查，胸部影像学检查往往滞后于临床指标的出现。实验室检查包括白细胞计数、C 反应蛋白。尽可能积极地进行病原体检查，脑卒中患者痰液中常见的细菌类型包括肠杆菌科、克雷伯菌、金黄色葡萄球菌、大肠埃希菌、铜绿假单胞菌和肺炎链球菌，必要时取血进行非典型病原体（支原体、衣原体和军团菌）抗体或核酸检测。

2. 尿路感染

脑卒中后尿路感染与排尿后高残留量、留置导管、免疫抑制等因素有关，通常表征比较复杂，脑卒中患者常受到膀胱功能障碍或神经源性膀胱影响。下尿路感染（包括尿道炎和膀胱炎）通常伴有排尿困难、排尿疼痛和尿急的症状；上尿路感染（肾盂肾炎）通常有下尿路感染的症状，以及腰痛、肋脊角痛、恶心、呕吐和发烧。病原体检测最可能发现肠杆菌科细菌（最常见）、鲍曼不动杆菌、铜绿假单胞菌和其他不发酵葡萄糖的杆菌。

（二）治疗

1. 对症治疗

使用盐酸氨溴索、乙酰半胱氨酸、羧甲司坦等药物静脉或雾化吸入来化痰；体温 > 38.5℃给予非甾体抗炎药来发挥退热、抗炎等作用。

2. 抗生素治疗

抗生素虽然能降低脑卒中感染的发生率，但未能降低死亡率和改善功能结果，因而不推荐。在疑诊或确诊 SAP 后应尽快使用抗生素治疗，为脑卒中后患者选择抗生素时，应优先考虑具有神经保护特性的抗生素。根据专家共识，对于轻中度 SAP，经验性抗感染治疗首选青霉素联合 β-内酰胺酶抑制剂；中重症 SAP 患者首选厄他培南，或者美罗培南、亚胺培南、比阿培南等；兼顾厌氧菌的混合感染可考虑联合使用抗厌氧菌药物，如左旋奥硝唑、甲硝唑、替硝唑等。此外，还应根据特定致病原采取针对性治疗。而怀疑或确定存在误吸时，无需给予额外的抗感染药物治疗。

由于尿路感染常见致病菌为大肠埃希菌、奇异变形杆菌等革兰阴性杆菌，可选择磺胺类、喹诺酮类或 β-内酰胺类抗菌药物等。如果此时患者在服用抗凝药物，如华法林，由于磺胺类药物与华法林联用可显著升高 INR 导致出血事件，应进行华法林剂量调整并增加 INR 检测频率。如尿液检测出真菌感染，可根据药敏试验，使用氟康唑、伏立康唑、两性霉素 B 等进行抗真菌治疗。

3. 免疫调节

作为对脑卒中后颅内高度发炎环境的补偿反应，交感神经系统和下丘脑－垂体－肾上腺轴的激活可导致包括儿茶酚胺和糖皮质激素在内的免疫抑制分子释放。儿茶酚胺是脑缺血的结果，可作用于免疫细胞上的 β－肾上腺素受体，诱导细胞凋亡和免疫抑制途径。动物实验表明，β－受体阻滞剂或糖皮质激素受体拮抗剂可以减少引起的免疫功能障碍和脑卒中后感染。

五、静脉血栓栓塞

深静脉血栓（deep venous thrombosis，DVT）是脑血管病后并发症之一，脑卒中患者血流缓慢、静脉壁损伤及血液高凝状态是并发 DVT 的危险因素。脑卒中后 14 天内 DVT 的患病率为 10% ～ 75%，大约 20% 的 DVT 患者并发肺栓塞，DVT 和肺栓塞均属于静脉血栓栓塞症。脑卒中后约 25% 的急性期死亡与肺栓塞有关。

（一）临床表现

（1）下肢深静脉血栓：深静脉血栓形成大多发生在脑卒中后 2 ～ 7 天且以无症状居多，有症状的 DVT 患者临床表现为患肢肿胀、凹陷性水肿、发红、压痛、有侧支浅静脉暴露。

（2）肺栓塞：典型症状主要有呼吸困难、胸痛、晕厥、咯血、缺氧症状、心率加快等。多数患者临床症状多样、复杂，易误诊或漏诊。

（二）辅助检查

无论 DVT 或肺栓塞临床症状是否典型，均应进行实验室或影像学检查以进行确诊。首先采用 Padua、Caprini、Khorana 、Geneva、Wells 血栓评估模型对 DVT 及肺栓塞进行风险评估，然后选择科学的诊断方法。

（1）实验室检查：当患者无明显发生血栓的诱因、临床表征不明显且风险评估较低时，做血浆 D- 二聚体检测。此方法敏感性高、特异性差，如结果阴性则排除诊断，阳性者进一步超声检查。

（2）下肢静脉多普勒超声：当患者存在明显发生血栓的诱因、临床表征明显或风险评估为中高度时，为首选检查方法，其敏感性、准确性高，临床常用于筛查和监测。检查阳性者，诊断成立；阴性者继续做 CT 造影等影像学检查。

（3）CT 检查：准确性高，采用 CT 静脉成像及 CT 肺动脉造影检查，可明确血栓部位、范围。

（4）MRI：对有症状的急性 DVT 诊断的敏感性和特异性可达 90% ～ 100%。

（5）静脉造影：准确率高，是诊断 DVT 的金标准，可显示静脉堵塞的部位、范围、程度及侧支循环和静脉功能状态，但是存在有创性、肾毒性、造影剂过敏或损伤等不足。

（三）药物治疗

1. 抗凝

对于有发生 DVT 及肺栓塞风险的患者可预防性的给予药物治疗，抗凝药物可有效降低静脉血栓栓塞的发生率。但由于抗凝治疗还会显著增加颅内及颅外出血风险，应对其获益及风险进行评估后根据个体化原则使用。一旦诊断出 DVT，则应用抗凝药进行 3 ～ 6 个月的治疗，并且进行 INR 和患者出血情况监测。常用的抗凝药物包括肝素类、维生素 K 拮抗剂、新型口服抗凝药物。

（1）肝素类：包括低分子肝素（首选），如达肝素、那曲肝素、依诺肝素、普通肝素或类肝素。如患者血栓风险高、颅内出血复发风险低，可首选应用小剂量低分子肝素或普通肝素皮下注射以预防静脉血栓形成。普通肝素可引起血小板数减少，使用 3 ～ 10 天应复查血小板计数。在脑卒中发生后合适时机可选择低分子肝素启动抗凝治疗。

（2）维生素 K 拮抗剂：华法林可用于预防和治疗深静脉血栓形成和肺栓塞（口服给药），但其治疗剂量范围窄，个体差异大，药效易受多种饮食或药物影响。老年患者对维生素 K 拮抗剂敏感性增加，用药时需要减少初始剂量、维持剂量和时间，使 INR 维持在 1.6 ～ 2.5。

（3）新型口服抗凝药物：包含利伐沙班、阿哌沙班、艾多沙班、贝曲沙班和达比加群酯等。急性静脉血栓栓塞症患者可选择该药单药治疗，不需要初始肝素治疗。新型口服抗凝药物使用方便，无需频繁监测 INR，且不用频繁调整剂量。与维生素 K 拮抗剂相比具有更低的大出血风险。

（4）其他：阿加曲班可直接抑制 Ⅱ a 因子从而发挥抗凝作用，可静脉注射用于急性肺栓塞的初始抗凝治疗，也可用于血小板计数减少的患者。

2. 溶栓

对于症状无缓解、高危肺栓塞伴有血流动力学不稳定且无明显出血风险的患者应给予溶栓治疗，一般是针对静脉血栓栓塞症急性或亚急性期的治疗。目前最常用的溶栓药物是尿激酶，可催化纤溶酶原裂解为纤溶酶从而发挥溶栓作用，静脉滴注或动脉注射可用于肺栓塞，对新形成的血栓起效快、效果好。阿普替酶是重组组织型纤溶酶原激活物，可直接激活纤溶酶原转化为纤溶酶，用于尿激酶溶栓效果不佳时的静脉血栓栓塞治疗，使用本药前后 24 小时内应避免使用抗凝药物。重组人组织型纤溶酶原激酶衍生物瑞替普酶对急性肺栓塞效果好，单次给药有效，使用方便，且半衰期长。

3. 活血化瘀中药治疗

下肢深静脉血栓属中医"股肿病""膝疮""膝痹"等范畴。中医学认为本病核心病机为"湿"和"热"所致的"瘀"，治疗上当以祛湿消肿、化瘀通络为主，可选用脉络宁颗粒、脉络舒通颗粒等中药治疗。

（1）脉络宁颗粒：主要成分有石斛、玄参、金银花、牛膝、党参等，具有清热养阴、活血化瘀的功效，有保护心脑组织、抗血栓形成、改善微循环及血液流变性等作用。对下肢深静脉血栓形成辨证属于阴虚生热，侵淫脉络者可用此药治疗。

（2）脉络舒通颗粒：由金银花、水蛭、白芍、甘草等成分组成，具有清热解毒、活血化瘀作用。方中水蛭含有抗血栓素、肝素、多肽类，具有抗凝血酶作用；金银花含有多种抗菌抑菌成分，能有效抑制炎性因子释放，减轻机体炎性反应；白芍可以降低血液黏度且能扩张血管，增强机体抗氧化能力，减少脂质过氧化物产生。因此，脉络疏通颗粒可改善血液循环，调节血液流变学，抗凝降纤避免血栓形成。辨证属瘀血阻络之肺栓塞或下肢深静脉血栓均可选用脉络舒通颗粒辅助治疗。

六、脑卒中后急性肾功能衰竭及水电解质紊乱

脑卒中患者常因频繁呕吐、出汗、应用脱水剂，以及补液不足而造成失水、电解质紊乱及肾功能衰竭等泌尿系统并发症。高血压病、脱水剂（如甘露醇）的使用、血容量不足和某些肾毒性药物的应用等，是导致该并发症出现的主要原因。脑卒中后出现此类并发症，在患者昏迷或合并感染的情况下常易被掩盖而忽视，使患者病情日趋加重，死亡风险增加，因此强调预防为主，防止脱水过度，注意血容量不足，慎用或禁用肾毒性等药物。

此外，应更加注意临床观察和及时诊断：当发现呼吸加深加快、心动过速、意识障碍加重、血压下降、尿量减少或无尿、肢体及面部水肿或脱水等现象时，要仔细寻找病因，及时做二氧化碳结合力、非蛋白氮、血气分析及电解质定量测定等检查，发现异常时及时处理，如纠正水电解质紊乱和酸碱平衡失调，必要时透析治疗。

（一）急性肾功能衰竭

脑卒中并发急性肾功能衰竭在临床中较为多见，患者的病死率随合并肾外器官衰竭的数量增多而增高，为 20%～90%。年龄、高血压、糖尿病病史与脑卒中并发急性肾功能衰竭具有较高相

关性，主要是因为老年人肾脏功能出现衰竭、长期高血压导致肾小球萎缩和纤维化、糖尿病引发肾动脉硬化等。对于并发急性肾功能衰竭患者的治疗，应减少或停止使用脱水剂（如甘露醇等），同时应避免使用肾毒性药物。应控制水分，保持出入量平衡，为促进体内水分的排出，可肌内注射呋塞米 40～100 mg，每日 2～4 次；如仍为少尿或无尿，应进行透析治疗，以积极纠正水电解质和酸碱平衡紊乱。

1. 少尿期治疗

少尿期常因急性肺水肿、高钾血症、上消化道出血和并发感染等导致患者死亡。因此，治疗重点为调节水电解质和酸碱平衡，控制氮质潴留，供给适当营养，防治并发症和治疗原发病。

（1）高钾血症的处理：限制高钾食物的摄入、纠正体内出现的酸中毒、不输库存血等，对共病挤压伤患者若出现难以控制的高钾血症，应及时清除体内的坏死组织。若上述措施无效，血钾仍大于 6.5 mmol/L 时，应透析治疗。

（2）低钠血症的处理：出现低钠血症时，可应用 3% 氯化钠或 5% 碳酸氢钠进行补给，也可两者相互配合使用，先补半量后，再酌情补剩余量。

（3）低钙血症与高磷血症：对于低钙血症可补充 10% 葡萄糖酸钙；高磷血症应限制含磷食物

的摄入，并可服用氢氧化铝或磷酸钙。

（4）纠正代谢性酸中毒：对于非高分解代谢的少尿期患者，可补充足够热量，以减少体内组织分解。对于高分解代谢型患者，当其血浆实际碳酸氢根离子低于 15 mmol/L，应静脉滴注 5% 碳酸氢钠 100 ～ 250 mL，并动态随访监测血气分析。对于严重代谢性酸中毒的患者，应尽早做血液透析。

（5）少尿的处理：少尿患者在判定无血容量不足的因素后，可以试用呋塞米。早期使用有预防急性肾衰的作用，减少急性肾小管坏死的机会。剂量为每日静脉滴注 200 ～ 400 mg，若 1 ～ 2 次后无效，应停止继续给药。对利尿无反应者应早期透析，以免因甘露醇过量使用导致血容量过多，诱发心力衰竭、肺水肿等。

（6）抗感染治疗：患者进行早期预防性透析易增加少尿期因感染引发的死亡风险，常见有血液、肺部、尿路、胆管等部位感染，可根据细菌培养和药物敏感试验结果，针对性选用对肾脏无毒性作用的抗生素进行抗感染治疗。

2. 多尿期治疗

多尿期的治疗重点仍是维持水电解质和酸碱平衡，控制氮质血症，治疗原发病和防止各种并发症等。部分急性肾小管坏死患者多尿期持续较长，应逐渐减少经胃肠道进行的体液量补充，以缩短多尿期。对卧床患者，需注重防治肺部感染和尿路感染。对于已施行透析治疗的患者，在其多尿期时仍应继续透析，直至血肌酐降至265 μmol/L（3 mg/dL）以下并稳定在此水平，病情稳定后停止透析。

3. 恢复期治疗

无需特殊处理，主要是定期随访肾功能，避免使用肾毒性药物。

4. 原发病治疗

除针对导致急性肾功能衰竭的脑血管病进行治疗外，还可加用维生素E、促肝细胞生长因子、胰岛素样生长因子、表皮生长因子、甲状腺素等肾脏保护及修复促进药物。

5. 中药治疗

黄葵胶囊、肾炎康复片、尿毒清颗粒、百令胶囊等中成药均有调节免疫，改善肾功能衰竭症状的作用，临床可辨证选用。

（二）水电解质紊乱

在脑卒中急性期内，由于神经内分泌功能紊乱、意识障碍、进食减少、呕吐、高热等，尤其是进行脱水治疗时，常并发水电解质紊乱，进一步加重脑组织的损害。脑损害会导致血皮质醇、儿茶酚胺和生长激素等明显升高，诱发糖异生，降低糖原的利用,从而引发高渗性昏迷。

1. 诊断

诊断脑卒中后水电解质紊乱主要依赖于实验室检查。血浆渗透压 $290 \sim 310$ mOsmol/L;血钠 $120 \sim 130$ mmol/L;血钾 $3.5 \sim 5.5$ mmol/L。超过此范围即为异常。

2. 药物治疗

(1)低钾血症:选择口服补钾或静脉补钾应依据患者血钾降低的程度,其中补钾用液应减少或避免使用葡萄糖溶液,防止血糖升高。

(2)低钠血症:主要原则是限水补钠,且应减缓补盐速度。需要关注的是,应根据低钠原因进行针对性治疗。

(3)高钠血症:应首先限制钠的摄入,并经口或鼻饲摄入水分;对于严重患者,可给予5%的葡萄糖溶液静脉滴注。纠正患者高钠的速度不宜过快。

七、脑卒中后疼痛

疼痛是脑卒中后的一种常见并发症,患病率为 $10\% \sim 50\%$,其中70%为慢性疼痛综合征,表现为每天疼痛。脑卒中后疼痛主要包括中枢性脑卒中后疼痛(central poststroke pain, CPSP)、复杂性局部疼痛综合征(complex regional pain syndrome, CRPS),以及脑卒中后头痛、肩痛和肌痉挛相关性疼痛等,并且常以多种疼痛混合形式出现。其中,CPSP 在脑卒中后疼痛中的发病率为 11%,由躯体感觉束受损导致,致残率高且不易识别,并且难以鉴别伴发于中枢神经系统疾病的其他疼痛,因此被定义为"呈现为累及中枢躯体感觉系统的病变或疾病直接后果的疼痛"。CPSP 与年龄、性别无关,与损伤部位和损伤程度密切相关,极为顽固难治,严重影响患者的生存质量。此外,脑卒中后其他疼痛性障碍,如头痛、痛性痉挛、挛缩、偏瘫性肩痛等与 CPSP 的临床表现常常互相重叠,这使得问题更加复杂,治疗也具有挑战性。

(一)CPSP 的诊断评价

CPSP 因临床表现的不确定性、常与多种类型疼痛并发,以及缺乏明确的诊断标准等,使其临床确诊较为困难。CPSP 的诊断应结合病史问询、临床和感觉功能检查、影像学检查(CT 或 MRI)等。

病史问询应包括疼痛发作具体情况,如疼痛性质、感觉迟钝或痛觉过敏的存在等,并让患者在身体上画出疼痛区域。病史诊断应经影像学检查(CT 或 MRI)证实,如病变的类型、部位和大小等。感觉功能检查可通过应用多种躯体感觉刺激,如热、压、针刺和振动等定量评价,既可证实感觉异常的存在及其分布，又有助于排除疼痛的其他原因。有研究指出，存在感觉功能障碍是辅助 CPSP 诊断的重要标准。此外，诊断性检查 [包括躯体感觉诱发电位（somatosensory-evoked potentials，SEPs）、激光诱发电位（laser-evoked potentials，LEPs）和接触性热痛诱发电位（contact heat-evoked potentials，CHEPs）等方法] 也被尝试用于 CPSP 的诊断。68% 的 CPSP 患者存在 SEPs 异常，但因无法检查痛觉通路而缺乏特异性；LEPs 在检查痛觉通路方面更具特异性，在证实累及伤害性痛觉通路的病变方面有一定帮助；CHEPs 可作为躯体感觉通路的一种客观方法，且能反映热感觉加工的异常。但上述检查方法因耗时且设备昂贵尚不能在临床广泛应用。

（二）CPSP 的治疗

对于 CPSP 的治疗，2016 版 AHA/ASA 指南中的治疗措施主要包括：排除疼痛原因后进行个体化治疗（Ⅰ级证据，C 级推荐）；阿米替林、拉莫三嗪作为一线治疗药物（Ⅱa 级证据，B 级推荐）；普瑞巴林作为二线治疗药物（Ⅱb 级证据，B 级推荐）；2020 版中国脑卒中康复治疗指南中的措施主要包括：多学科治疗（Ⅰ级证据，C 级推荐）；阿米替林、拉莫三嗪作为一线治疗药物，而普瑞巴林等作为二线治疗药物（Ⅱa 级证据，B 级推荐）。

CPSP 药物治疗的临床资料有限，体现在两个方面，一是纳入研究的病例数量较少；二是缺乏设计良好的临床试验。有研究利用硬膜外脑刺激、经颅磁刺激和经颅直流电刺激等技术对原发性运动皮层进行脑刺激，以对 CPSP 进行治疗，但治疗效果并不理想，脑内的相关组织结构破坏，在某种程度上限制了各种技术的治疗效果。中医针灸治疗 CPSP 有一定的缓解疼痛效果，可降低患者脑血管痉挛水平，改善患者脑部电生理，但由于研究较少，难以推广。CPSP 的临床药物治疗方法主要包括抗抑郁药、抗惊厥药、抗癫痫药和麻醉止痛药等。

1. 抗抑郁药

三环类抗抑郁药阿米替林是目前 CPSP 的一线治疗药物，其药理作用是阻断去甲肾上腺素、5-HT 在神经突触的再摄取，增高突触间隙的递质浓度，促使突触传递功能，从而发挥抗抑郁作用。但是，阿米替林也存在显著不良反应，如口干、便秘、尿潴留、视线模糊、眩晕，以及直立性低血压和心律失常等潜在问题，且该药并非对所有患者有效。此外有研究显示，选择性 5-HT 再摄取抑制药氟伏沙明（125 mg/d）对 CPSP 具有一定疗效，尤其在脑卒中后相对早期可用于控制 CPSP；氟西汀通过抑制神经细胞突触对神经递质血清素的再吸收，也可有效治疗 CPSP，且药物耐受性良好。2017 年，孙志勇等的研究证明，选择性 5-HT 和去甲肾上腺素再摄取抑制剂的新型抗抑郁药度洛西汀的治疗效果优于阿米替林，且不良反应率更低。

2. 抗惊厥药

抗惊厥药可通过包括降低神经元过度兴奋在内的多种机制发挥止痛作用，如提高突触外的 γ 氨基丁酸水平或抑制突触外 γ 氨基丁酸的降解，进而阻碍动作电位的形成，提高疼痛的阈值。一项双盲安慰剂对照交叉试验显示，拉莫三嗪（从 50 mg/d 逐渐增加至 200 mg/d）可降低疼痛量表评分中位数，且能显著改善总体疼痛评分及自发性疼痛、痛觉过敏和感觉迟钝持续时间。因此，拉莫三嗪对 CPSP 有一定的疗效，而且耐受性良好。一项为期 13 周的普瑞巴林治疗 CPSP 的多中心双盲安慰剂对照随机试验显示，普瑞巴林在 CPSP 的治疗中具有一定益处，且耐受性较好。此外，有研究证实，作为双相情感障碍的二线用药，卡马西平能够在抗抑郁药物疗效不足时，作为辅助治疗手段，其不仅具有明显缓解疼痛的效果，而且不良反应发生率低。

3. 白脉软膏（外用药）

白脉软膏是藏医治疗白脉病的经验验方，主治白脉病。藏医学名词"白脉"类似现代医学中的"神经"概念，而"白脉病"则是神经受损引起的肢体运动及感觉功能障碍为临床特征的疾病群。基础研究资料表明，白脉软膏具有改善血循环及微循环、抗炎镇痛、促进神经修复的作用。有研究资料表明，白脉软膏可以改善脑卒中后肌张力异常，有效缓解疼痛，提高患者运动功能和生活能力。白脉软膏作为使用方法简单的外用药，对老年 CPSP 患者及伴有多种基础疾病的 CPSP 患者，按说明书中的方法使用，具有更高的安全性。

八、脑卒中后癫痫

脑卒中后癫痫（post-stroke epilepsy，PSE）是指脑卒中前无既往癫痫病史，在脑卒中后一定时间内出现的癫痫发作，并排除脑部结构和其他代谢性病变。认识 PSE 需首先明确两个概念：脑卒中后癫痫发作（post-stroke seizure，PSS）是指在脑卒中急性期出现的发作，随着原发病好转，癫痫发作也消失，不需要长期抗癫痫发作药物（anti-seizure medications，ASMs）治疗；而 PSE 是指脑卒中急性期过后一直存在癫痫发作，需要应用 ASMs 长期治疗。根据首次痫性发作在脑卒中后出现的时间点，脑卒中后痫性发作可分为早发性痫性发作（early seizure，ES）和迟发性痫性发作（late seizure，LS），国内将两者的时间分界点定为 2 周，而国际抗癫痫联盟（International League Against

Epilepsy，ILAE）将其定为 1 周，PSE 被定义为脑卒中至少 1 周后发生 2 次及以上痫性发作。

PSE 的临床发病率因统计时存在研究地点、患者规模、脑卒中类型、入选标准及随访时间的差异性，目前尚无较为准确的数据。文献研究发现，整体发病率约为 3% ～ 30%，而 65 岁以上 PSE 患者的发病率更高，达 30% ～ 49%。

（一）PSE 发病机制

早发性痫性发作主要有缺血性和出血性发病机制两种。其中，缺血性发病机制包括脑神经递质平衡失调、脑受累部位微环境电解质紊乱、脑卒中病灶脑流血量减少、脑灌注不足、神经元代谢障碍或过度兴奋导致癫痫发作等；出血性发病机制包括含铁血黄素在脑出血急性期沉积在大脑皮层进而刺激脑组织、脑出血导致血管痉挛进而脑回血量和脑组织灌注减少、畸形脑血管或脑动脉瘤引发血管破裂进而刺激脑组织引发癫痫等。此外，还有脑出血后糖代谢、能量代谢障碍，以及神经递质、电解质紊乱引发癫痫等。

迟发性痫性发作的发病机制主要为脑卒中病灶周围的组织病变，例如，病灶周围脑组织坏死、移位或粘连等产生"中风囊"，进而对脑组织产生机械性刺激，引发癫痫；脑卒中灶的胶质细胞增生形成瘢痕，进而形成致痫灶；神经细胞膜稳定性改变，神经元兴奋性增高并产生同步放电，从而诱发癫痫等。

影响脑卒中后癫痫的危险因素主要涉及脑卒中类型、脑卒中部位及大小、脑卒中严重程度等。其中，出血性脑卒中、皮质脑卒中、脑卒中病灶面积大及脑卒中严重程度高均会增加 PSE 发生的风险，而早发性痫性发作本身也是 PSE 的重要危险因素。脑卒中后痫性发作对脑卒中预后（包括住院时间、致残率及死亡率）的影响目前尚不明确，一般认为，早发性痫性发作影响脑卒中患者预后，而迟发性痫性发作影响相对较小。

（二）PSE 诊断与辅助检查

目前，PSE 的诊断尚缺乏充分的医学证据支持，其临床诊断多依靠临床症状，如基于两次非诱发性癫痫发作；脑卒中患者由于失语、意识障碍或认知障碍等原因，不能描述被他人所观察的癫痫发作。在发病机制、疾病定义和医学证据尚不清晰时，辅助检查成为 PSE 诊断的重要支撑。辅助检查有助于筛选 PSE 潜在高危人群，确保 PSE 患者的及时诊断和有效治疗。目前，脑电图和脑 CT 是癫痫诊断的常用检查手段。常规脑电图因检测时间段，对随发和短暂发作的癫痫检查缺乏敏感性，而长程及视频脑电图技术的发展应用提高了脑卒中后癫痫发作患者的检出率。相关研究表明，和非增强计算机断层扫描相比，CT 灌注成像可显著提高对 PSE 皮质受累程度诊断的敏感性及特异性。近年来头颅 MRI 的应用日渐增多，其中 MRI-ASL 序列越来越受到关注。

（三）药物干预

对于 PSE 的临床治疗策略，首先是要及时治疗原发性脑卒中，降低脑卒中病情严重程度进而减少并发症的产生。同时，需要采取有效措施预防脑卒中后癫痫发作的发生。目前，根据脑卒中后癫痫发作是否发生，可将预防措施分为两级，一级预防指的是针对脑卒中后癫痫高危人群预防性使用抗癫痫发作药物；二级预防指的是预防癫痫再次发作的用药。

1. 一级预防

对于有痫性发作危险性的脑卒中患者应保持气道通畅、吸氧、维持体温正常、纠正电解质及酸碱失衡。目前主要争议在于是否应用抗癫痫发作药物。由于缺乏可靠的随机对照试验支持 ASMs 对 PSE 的预防作用，美国心脏协会并不推荐对仅发生脑卒中的患者进行预防性给予 ASMs。欧洲癫痫诊疗指南也认为，对于未发生过癫痫发作的患者，不应给予预防性 ASMs 治疗。此外相关研究甚至表明，预防性 ASMs 治疗还可能导致较差的预后。因此，预防性 ASMs 治疗手段对于预防 PSE 获益有限，可能与缺乏有效药物有关。近年来，左乙拉西坦、吡仑帕奈、他汀类药物等动物实验中均表现出对预防 PSE 的积极效果，具有预防 PSE 的潜力。

2. 二级预防

对于已发生脑卒中后癫痫发作的患者，无论是早发性痫性发作还是迟发性痫性发作，均应给予 ASMs 辅助治疗，只不过早发性痫性发作可根据病情进展，不必接受长期药物治疗。目前，国际抗癫痫联盟对于 PSE 的治疗尚无推荐用药，临床上多根据癫痫情况进行用药选择。传统抗癫痫药物包括卡马西平和苯妥英钠。苯妥英钠和加巴喷丁是美国治疗癫痫最常用的药物，而卡马西平和加巴喷丁是欧洲老年人最常规的抗癫痫用药。2017 版国际抗癫痫联盟报告指出，对于成人部分性癫痫患者来说，卡马西平、左乙拉西坦、苯妥英钠、唑尼沙胺疗效相当，均为 A 级推荐；而对于老年部分性癫痫患者，加巴喷丁和拉莫三嗪属 A 级推荐。考虑到抗癫痫药物会增加患者尤其是老年患者的血脂、体质量、心律失常等心血管风险，因此临床选择抗癫痫药物治疗 PSE 时，需注重个性化原则，并综合考虑药物的疗效、药物相互作用、不良反应等。

（杨淑桂）

第三节 药源性疾病

药源性疾病又称药物诱发性疾病，是药物在用于预防、诊断、治疗过程中引起的人体功能性异常或器质性损害的疾病，系由药物导致的一类疾病。药物具有两重性，既有对疾病的治疗作用，能保障机体健康，解除病患的疾痛，又有引起药物不良反应，对机体造成伤害，发生药源性疾病的问题。近年来，随着科学技术的进步，医药业迅速发展，药物品种日益增多，新的化学药品、生物制剂被不断开发用于临床，中西药物并用、多药联用越来越广泛，致使药源性疾病有明显增多趋势。

一、诊断

药源性疾病的诊断主要参考患者的疾病史、用药史、临床表现、生化学检查、影像学检查及病理组织学检查等。需详细询问患者既往用药史、药物过敏史及家族史，详细了解开始用药时间与药物不良反应发生、发展时间有无相关性，可疑药品不良反应是否符合该药品已知的不良反应类型，是否可用患者的病理状态、并用药、并用疗法的影响来解释，是否为还没被人们完全了解的新的不良反应类型，停药或减量后可疑药品不良反应是否减轻或消失。

二、临床表现

（1）抗血小板常用药有阿司匹林、氯吡格雷、替格瑞洛、双嘧达莫等。常见不良反应有恶心、呕吐、腹痛、腹胀、腹泻、胃灼热、食欲减退等胃肠道反应；鼻出血、牙龈出血、眼出血、血肿、血尿、瘀斑、呕血、血便、黑便等出血问题，以及血小板减少，白细胞减少，偶有过敏反应，如皮疹、哮喘、呼吸困难等。

（2）抗凝常用药有华法林、肝素、利伐沙班、达比加群酯等。常见不良反应有出血，如鼻出血、牙龈出血、眼出血、咯血、血尿、血便、黑便、皮肤瘀斑等，与右旋糖酐、双嘧达莫、糖皮质激素、阿司匹林等非甾体类等药物合用，可增加出血风险，长期应用可能会导致骨质疏松与骨折。服药期间应定期监测凝血指标，根据检测结果调整用药剂量。

（3）降脂常用药有他汀类（如普伐他汀、辛伐他汀、氟伐他汀、阿托伐他汀、瑞舒伐他汀等）、贝特类（如非诺贝特、苯扎贝特、吉非罗齐等）、烟酸类（如烟酸、阿昔莫司等）、多烯脂肪酸类（多烯酸乙酯）等。不良反应有恶心、呕吐、腹痛、腹胀、便秘等胃肠道反应；头痛、头晕、失眠等神经系统异常；蛋白尿、血尿等肾脏异常；转氨酶升高、黄疸等肝胆异常；肌酸肌痛、肌病肌炎等骨骼肌异常，以及罕见的横纹肌溶解、糖尿病、性欲减退等不良反应。服用口服降脂药需定期检测肝功能、肾功能、血糖、肌酸激酶等相关指标，防止副作用的出现。

三、检查

生化学检查（检测肝功能、肾功能、血糖、肌酸激酶等指标）、影像学检查、心电图、超声等。

四、排除疾病、饮食及其他因素

排除原发疾病及其并发症等，对于多种药物联合应用，不能确定某种药物时，可依次更换、停用。

五、处理

及时停药或降低用药剂量。通常停药后无需特殊处理，药物消除后不适症状可自行消失或缓解，但若症状严重，需进行对症处理，可选用特异性拮抗剂。若为药物变态反应，应将致病药物告知患者以防日后再次使用。

（杨淑桂）

参考文献

[1] 中国脑卒中防治报告.《中国脑卒中防治报告 2019》概要. 中国脑血管病杂志, 2020, 17（5）: 272-281.

[2] 杜志翔. 脑卒中合并上消化道出血的危险因素及预后. 河南医学研究, 2018, 27（11）: 1980-1981.

[3] 肖乐, 崔焱. 个性化舒适护理在急性脑卒中并发上消化道出血患者中的应用研究. 齐齐哈尔医学院学报, 2019, 40（14）: 1840-1841.

[4] 方和金. 奥曲肽治疗脑卒中并上消化道出血疗效分析. 中国现代医生, 2010, 48（20）: 46-47.

[5] WEN-JUN T U, GUO-ZHAO M A, YING N I, et al. Copeptin and NT-proBNP for prediction of all-cause and cardiovascular death in ischemic stroke. Neurology, 2017, 88（20）: 1899-1905.

[6] SHIM R, WONG C H. Ischemia, immunosuppression and infection--tackling the predicaments of post-stroke complications. Int J Mol Sci, 2016, 17（1）: 64.

[7] 贺娟. 脑卒中后深静脉血栓形成的防治与护理. 临床医药文献电子杂志, 2017, 4（48）: 9412.

[8] 李巍, 王莉莉, 李海燕, 等. 急性缺血性卒中患者无症状深静脉血栓形成危险因素分析. 中国现代神经疾病杂志, 2021, 21（7）: 592-597.

[9] JI R, LI G, ZHANG R. Higher risk of deep vein thrombosis after hemorrhagic stroke than after acute ischemic stroke. J Vasc Nurs, 2019, 37（1）: 18-27.

[10] 李晓强, 张福先, 王深明. 深静脉血栓形成的诊断和治疗指南（第三版）. 中国血管外科杂志（电子版），

2017, 9（4）：250-257.

[11] 林少芒.静脉血栓栓塞症的防控和规范化治疗.广东医学，2022, 43（3）：265-270.

[12] 许树兰，贾平方.脑卒中并发症的防治.中国现代医生，2010, 48（23）：13-14.

[13] 童道明，吴晓牧，曾招马，等.脑卒中患者急性肾功能衰竭与高渗透压血症相关性的研究.临床神经病学杂志，2005, 18（5）：22-24.

[14] 邱海波，周韶霞，杨毅，等.医院获得性急性肾功能衰竭的病死危险因素分析调查及临床对策.中国危重病急救医学，2001, 13（1）：39-44.

[15] 杨志强，林秀英，甘淑娟.急性脑卒中患者并发急性肾功能衰竭临床特点回顾性分析.中国现代医药杂志，2016, 18（9）：59-60.

脑卒中血管内治疗前后的药物治疗

　　脑卒中是我国首位致残致、死性疾病，具有高发病率、高复发率的特点。据统计，我国脑卒中患者年增长率达 8.7%，每年死于脑卒中的患者高达 190 多万，脑卒中治疗年费用约 400 亿元人民币，为个人、家庭和社会带来了巨大负担，已成为我国的重大公共卫生问题。急性缺血性脑卒中（acute ischemic stroke，AIS）治疗的关键在于尽早开通闭塞血管、恢复血流以挽救缺血半暗带组织。传统的 AIS 早期血管开通治疗方法主要是药物治疗（静脉溶栓），但由于严格的时间窗限制（3 ～ 4.5 小时），且当 AIS 合并大动脉闭塞时再通率低（13% ～ 18%），从此项治疗中获益的患者占所有 AIS 患者的比例不到 3%，90 天病死率和致残率分别高达 21% 和 68%，治疗效果并不令人满意。近年来，随着神经影像学、导管技术、材料、计算机等科学的快速发展，血管内治疗（如动脉溶栓、血管内取栓、血管支架成形术）逐渐成为缺血性脑卒中重要的治疗手段。一些新的血管内治疗器械（支架取栓装置及血栓抽吸装置等）相继应用于临床，显著提高了闭塞血管的开通率，血管内治疗显示了良好的应用前景。此外，对于某些出血性脑卒中，如动脉瘤破裂引起的蛛网膜下腔出血、脑血管畸形引起的颅内出血等，血管内治疗也显示出良好的治疗效果，具有微创、治疗效果确切、术后恢复快等优点。血管内治疗后患者仍需进行系统的规范治疗，包括药物治疗、心理治疗、康复治疗等，以减少术后并发症，改善患者预后，预防脑卒中复发。目前血管内治疗后的药物治疗仍缺乏统一的指南和共识，本章将侧重介绍脑卒中血管内治疗后的药物治疗策略，主要内容简要概括如图 6-1 所示。

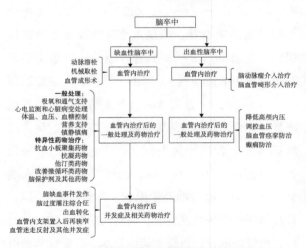

图 6-1 脑卒中血管内治疗后处理原则和流程

第一节 缺血性脑卒中血管内治疗

缺血性脑卒中血管内治疗是指利用介入的方法进行血管内操作，从而达到治疗脑卒中的方法，其可有效开通闭塞血管，实现血流再通，为国际公认的缺血性脑卒中的有效治疗方法。急性缺血性脑卒中血管内治疗方案包括动脉溶栓、机械取栓和血管成形术等。

一、血管内治疗

1. 动脉溶栓

通过血管介入技术将溶栓药物经微导管直接注入闭塞的责任血管，以达到血管再通的目的。作为直接作用于责任血管的给药方式，动脉溶栓可显著提高闭塞部位的溶栓药浓度，增大药物与血栓的接触面积，并且可以实时控制给药剂量并评估血管再通情况。

2. 机械取栓

通过血管内介入技术，使用可回收支架或血栓抽吸系统取出血栓，以达到血管再通的目的。机械取栓宜在疾病急性期尽早开始，循证医学研究显示，机械取栓组患者神经功能缺损的恢复与发病至机械取栓的时间呈反比，即越早进行机械取栓，预后越好。

3. 血管成形术

急诊支架血管成形术为急性缺血性脑卒中机械取栓失败后的重要挽救手段，包括球囊扩张及支架植入术。我国颅内大动脉粥样硬化所致急性缺血性脑卒中发生率明显高于西方国家，此类病变接受机械取栓术血管再通后，发生再闭塞需接受血管成形术的患者比例高达 21.4% ～ 47.1%。机械取栓后，如果脑梗死溶栓（thrombolysis in cerebral infarction，TICI）分级 < 2 b 级，可考虑血管成形术。

二、一般处理

1. 吸氧和通气支持

轻症、无低氧血症的脑卒中患者无需常规吸氧。重症或存在低氧血症时应给予吸氧，以维持氧饱和度 > 94%。对脑干梗死和大面积脑梗死等病情危重患者或有气道受累者，需要气道支持和辅助通气治疗。

2. 心电监测和心脏病变处理

脑卒中患者应 24 小时内常规行心电图检查，给予心电监测，以便早期发现阵发性心房纤颤或严重的心律失常等心脏病变。一旦出现相关病变，

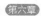

应遵循相应内科处理原则，避免或慎用增加心脏负担的药物。

3. 体温控制

体温升高可增加脑卒中患者死亡率及致残率，对于发热的治疗应参照发热的内科治疗策略。对于体温＞38℃的患者应给予退热措施。对于中枢性发热患者，应以物理降温为主（冰帽、冰毯或乙醇擦浴），必要时予以人工亚冬眠治疗（将氯丙嗪 50 mg、异丙嗪 50 mg 溶在生理盐水或葡萄糖注射液中静脉滴注）。如存在感染应给予抗生素治疗。

4. 血压控制

约 70% 的缺血性脑卒中患者急性期血压升高，主要原因为病前存在高血压、疼痛、恶心、呕吐、颅内压增高、尿潴留、焦虑、脑卒中后应激状态等。对于病情稳定而无颅内高压或其他严重并发症的患者，血管内治疗 24 小时后的血压水平基本可反映其病前水平。急性缺血性脑卒中血压的调控应遵循个体化、慎重、适度原则。目前仍缺乏血管内治疗围手术期血压控制方案的高级别循证医学证据。围手术期血压过高可能导致过度灌注及心脏并发症等不良事件，而低血压有可能导致低灌注，增加梗死风险。因此，需平衡两者的获益及风险，特别是血管再通后仍存在颅内大血管狭窄的患者，制定血压控制方案时要慎重。血压控制的理想目标值尚无定论，应根据患者的脑卒中分型及具体情况遵循个体化治疗原则。

为防止脑过度灌注综合征及脑梗死出血转化，术后 24 小时内应将血压控制在 180/105 mmHg 以下。24 小时后，对于血管再通成功的患者，应将血压控制在 140/90 mmHg 以下或较基础血压降低 20 mmHg 左右，但不应低于 100/60 mmHg。对于血管再通不佳或者存在血管闭塞风险的患者，不建议将血压控制在较低水平，应结合患者术前血压情况个体化制定术后血压目标值。术后降压用药多选用乌拉地尔静脉内泵入。具体用法如下：可直接静脉注射乌拉地尔 10 ～ 50 mg，监测降压效果，通常 5 分钟即可显效，若不满意可重复给药。如需维持降压效果，可持续静脉泵入或静脉滴注，通常将 100 mg 乌拉地尔加入生理盐水或 5%（或 10%）的葡萄糖溶液中稀释成 50 mL 溶液，泵入起始速度为 2 mg/min，维持给药速度为 9 mg/h，可根据患者血压情况调整（若 250 mg 乌拉地尔溶解在 500 mL 液体中，则 1 mg 乌拉地尔相当于 44 滴或 2.2 mL 输入液）。待患者病情平稳后可规律口服长效降压药物以控制血压。

5. 血糖控制

血糖升高在血管内治疗围术期较常见，可以

是原有糖尿病的表现或应激反应。控制血糖至关重要，研究表明，伴有高血糖（＞7.8 mmol/L）的患者缺血性坏死脑组织的范围明显高于不伴有高血糖的患者。进一步研究分析发现，伴有高血糖的血管内治疗患者较不伴高血糖患者发病后 3 个月的良好预后率显著降低。对于获得血管再通程度较差的患者，高血糖是不良预后（改良 Rankins 量表，评分＞3 分）的独立危险因素，血糖每增加 0.56 mmol/L，3 个月良好预后率下降 42%。一般将血糖控制在 7.7～10 mmol/L，高于 10 mmol/L 应给予胰岛素治疗，注意避免低血糖；血糖低于 3.36 mmol/L，可用 10%～20% 的葡萄糖口服或静脉注射治疗。口服降糖药物降糖治疗方案遵循高血糖的内科治疗。

6. 营养支持

脑卒中血管内治疗后呕吐、吞咽困难等可引起脱水及营养不良，导致神经功能恢复慢。应重视脑卒中血管内治疗后液体及营养状况评估。对营养不良及存在营养不良风险的患者可使用营养补充剂。对于短时不能正常经口进食者可行鼻饲饮食，对于预估长期不能经口进食者（大于 2 周或 3 周），可行经皮内镜下胃造口术行营养支持。

7. 镇静镇痛

血管内治疗术后应用镇静镇痛药物能提高患

者舒适度、减轻应激反应、有利于医疗护理操作。更重要的是，镇静及镇痛药物的应用可发挥脑保护作用，能降低脑代谢，可预防脑高灌注综合征。常应用的镇静镇痛药物主要包括丙泊酚、咪达唑仑、芬太尼及吗啡。具体用药剂量应结合患者自身情况，尚无明确规范。

三、特异性药物治疗

（一）抗血小板聚集药物

目前，抗血小板治疗普遍应用于血管内治疗术后患者。对于动脉溶栓及机械取栓术后患者，抗血小板药物的应用遵循急性缺血性脑梗死内科治疗原则。而对于血管内支架成形术后患者，目前临床多采用短期双联抗血小板后长期单药抗血小板的用药方式，然而抗血小板药物的选择及用药时机、用药周期等尚未达成共识。血管内治疗后应用的抗血小板药物主要包括阿司匹林、氯吡格雷、替罗非班、替格瑞洛、西洛他唑、双嘧达莫等。

1. 血管内治疗后抗血小板药物用药策略

对于接受血管内治疗的急性缺血性脑卒中患者，推荐围手术期使用替罗非班，剂量为 $0.1 \sim 0.2\ \mu g/(kg \cdot min)$，持续泵入不超过 24 小时，并在停药前 4 小时口服阿司匹林 100 mg 及氯吡格雷 75 mg，随后对于术后 24 小时复查头 CT 未见出血的患者，可根据血管情况应用阿司匹林 100 mg 及氯吡格雷 75 mg 双联抗血小板治疗，治疗周期 1 ～ 6 个月，然后改为阿司匹林或氯吡格雷长期单药抗血小板治疗。如血管内治疗术后出现非进展性的无症状颅内出血，可在充分评估出血风险的基础上，谨慎选择后续抗血小板药物。对于不适合应用阿司匹林或氯吡格雷的患者，如阿司匹林过敏、尿酸增高、*CYP2C19* 基因显示氯吡格雷慢代谢者，可根据实际情况选择其他种类抗血小板药物，常用药物有替格瑞洛、双嘧达莫、西洛他唑等，但在接受血管内治疗的缺血性脑卒中患者中的用药方案及疗效尚无充分循证医学证据。不同血管内治疗方式的术后抗血小板药物应用策略概述如下。

（1）动脉溶栓后抗血小板治疗

动脉溶栓联合抗血小板治疗目前尚未广泛应用，研究提示对于静脉溶栓后桥接动脉溶栓的患者应用抗血小板治疗并不会增加其出血风险。对于动脉溶栓后抗血小板治疗启动的时机及具体用药方案目前尚无定论，多数研究采用早期双联抗血小板（98.8% 的临床试验应用阿司匹林联合氯吡格雷治疗），后期长期单药（阿司匹林或氯吡格雷）抗血小板治疗。

（2）机械取栓后抗血小板治疗

机械取栓联合标准药物治疗相比单用机械取栓治疗或单用标准药物治疗可明显提高血管再通率及患者发病 90 天后的神经功能恢复。多项研究结果证实，除外具有术后早期抗凝指征（心源性栓塞）的患者，排除出血后，术后第 1 天即应启动抗血小板治疗。对于存在急性大血管闭塞的急性脑卒中患者实施机械取栓，术前及术后抗血小板药物的应用可提高再通成功率且不会增加症状性颅内出血的风险。

机械取栓后的抗血小板治疗方案应视病情严重程度及出血风险而定。药物选择主要包括口服阿司匹林、氯吡格雷，或者静脉泵入替罗非班。阿司匹林或氯吡格雷单药抗血小板常用的方案为术后第 1 天先给予负荷剂量阿司匹林 300 mg 或氯吡格雷 300 mg，随后长期阿司匹林 100 mg 或氯吡格雷 75 mg 口服治疗。双联抗血小板多数采用阿司匹林加氯吡格雷，首日负荷量为阿司匹林 300 mg 加氯吡格雷 300 mg，随后阿司匹林 100 mg 联合氯吡格雷 75 mg 每日一次口服治疗。对于存在阿司匹林或氯吡格雷抵抗的患者，可应用替格瑞洛、双嘧达莫或西洛他唑，然而其用药方案及有效性尚缺乏循证医学研究。此外，机械取栓术中及术后低剂量替罗非班治疗急性缺血性脑卒中的安全性和有效性近年来得到证实，其具体方案为术中动脉内使用替罗非班 0.25 ～ 0.5 mg，术后以 0.2 ～ 0.25 mg/h 维持静脉输注替罗非班 12 ～ 24 小时，后在影像排除颅内出血后桥接口服双联抗血小板治疗，即阿司匹林 100 mg 联合氯吡格雷 75 mg 每日 1 次口服。双联抗血小板治疗和替罗非班重叠使用 4 小时。

（3）支架置入术后抗血小板治疗

颅内外动脉狭窄患者支架植入术后约 20% 的患者会发生再闭塞，再闭塞的原因主要是原位血栓形成、动脉粥样硬化斑块破裂、血栓破裂堵塞微循环或内皮细胞受损等。血管内治疗后给予抗血小板治疗可减少 24 小时血管再闭塞率。支架置入术后患者应行常规标准化抗血小板治疗：阿司匹林 100 mg 联合氯吡格雷 75 mg 每日一次口服。颅内支架置入者应用阿司匹林 100 mg 及氯吡格雷 75 mg 双联抗血小板治疗维持 6 个月，颅外支架置入者维持 1 个月。双联抗血小板治疗结束后，继续服用阿司匹林或氯吡格雷单药抗血小板治疗。

2. 抗血小板药物用药注意事项

（1）对于双联抗血小板治疗的患者应密切观察其出血征象

研究显示，双联抗血小板较单药抗血小板治疗出血风险明显增加，危及生命的出血概率增加 1.3%。对于应用药物洗脱支架的患者，由于双联抗血小板应用的推荐疗程更长，因而出血风险可能更高。术后应嘱患者密切观察出血征象，如皮肤瘀斑、牙龈出血、咳痰带血等。一旦出现较严重的出血性并发症，根据出血的程度可以只服用阿司匹林 100 mg，如果出血量较大，需要手术清除血肿或患者处于昏迷状态者，应全部停止使用抗凝和抗血小板药物。

（2）密切观察患者是否存在抗血小板药物过敏

对于阿司匹林过敏者，可以服用双倍氯吡格雷。对于氯吡格雷过敏患者，可以服用双倍阿司匹林。

（二）抗凝药物

血管内治疗术后抗凝治疗效果尚无定论，但应避免术后早期无选择的抗凝治疗。应在评估风险效益比后谨慎选择抗凝治疗，制定个体化的抗凝方案。对于行支架植入术的患者，常用的抗凝治疗具体方法：裸金属支架置入术后使用低分子肝素抗凝 3 天，单纯球囊扩张术后抗凝时间稍延长，一般持续 1 周左右，而对于扩张后有动脉夹层形成者，可结合患者情况适当延长抗凝治疗时间至 2 周。

抗凝治疗为心源性脑卒中的重要二级预防措施，对于急性心源性脑卒中患者，机械取栓为最有效的治疗措施。机械取栓围手术期使用肝素并不会增加颅内出血风险，且与 90 天临床结局较好（改良 Rankins 量表，评分 0 ~ 2 分）相关。心源性脑卒中患者取栓后重启抗凝治疗的时机存在争议。相关指南普遍认为，急性期不推荐抗凝治疗，取栓后 7 ~ 14 天启动抗凝治疗可能是合理的。而对于存在机械瓣膜、心房内血栓等心源性栓塞高风险患者，要充分评估再发脑卒中的风险及出血风险，早期启动个体化抗凝治疗。

常用抗凝药物有肝素、低分子肝素、华法林、利伐沙班、达比加群酯等，用法如下：①普通肝素：100 mg 加入 500 mL 5% 葡萄糖或 0.9% 生理盐水中，以每分钟 10 ~ 20 滴的速度静脉滴注；②低分子肝素：4000 ~ 5000 IU 腹壁皮下注射，每日 2 次；③华法林：每次 1 ~ 3 mg，每日 1 次口服，3 ~ 5 天后改为 2.5 ~ 5 mg 维持，并参照 INR 调整剂量，使 INR 控制在 2.0 ~ 3.0；④利伐沙班：每次 20 mg，每日 1 次口服，对于低体重和高龄（＞75 岁）的患者，可根据情况每次 15 mg，每日 1 次口服；⑤达比加群酯：每次 150 mg，每日 2 次口服，对于 80 岁以上年龄的患者，可减量到每次 110 mg，每日 2 次口服。

（三）他汀类药物

LDL 每降低 1 mmol/L，脑卒中再发风险下降 21.1%。他汀类药物可以使脑卒中复发率降低

12% ～ 16%，此外，他汀类药物还具有脑保护作用，长期服用他汀类药物可改善侧支循环。对于急性缺血性脑卒中接受血管内治疗的患者，应在术后 24 小时内启动他汀类药物治疗。他汀类药物治疗的目标同缺血性脑卒中的常规内科治疗，应使 LDL 水平控制在 1.8 mmol/L 以下或降低幅度大于 50%。目前推荐强化他汀类药物治疗，推荐剂量为瑞舒伐他汀口服 20 mg/d 或阿托伐他汀口服 40 ～ 80 mg/d（阿托伐他汀 80 mg 国内使用经验不足，需慎重）。他汀类药物治疗应长程应用，根据血脂及 LDL 水平调整用量及疗程。

（四）改善微循环类药物

丁苯酞、人尿激肽原酶是近年来国内开发的新药，对脑缺血和微循环均有一定改善作用。

1. 丁苯酞

丁苯酞与芹菜籽中提取的左旋芹菜甲素的结构相同，药用丁苯酞为人工合成的消旋体。丁苯酞对急性缺血性脑卒中患者中枢神经功能的损伤有改善作用，可促进患者神经功能恢复。动物药效学研究提示，丁苯酞可阻断缺血性脑卒中所致脑损伤的多个病理环节，具有较强的抗脑缺血作用，明显缩小大鼠局部脑缺血的梗死面积，减轻脑水肿，改善脑能量代谢和缺血脑区的微循环及血流量，抑制神经细胞凋亡，并具有抗脑血栓形成和抗血小板聚集作用。丁苯酞可能通过降低花生四烯酸含量，提高脑血管内皮一氧化氮和前列腺素 I2 的水平，抑制谷氨酸释放，降低细胞内钙浓度，抑制氧自由基和提高抗氧化活性等机制而产生上述药理作用。一般用法为丁苯酞注射液 100 ml，每日 2 次静脉滴注或丁苯酞软胶囊 0.2 g，每日 3 次空腹口服。静脉用药疗程为 14 天，序贯口服用药至 90 天。

2. 人尿激肽原酶（尤瑞克林）

尤瑞克林是自人尿液中提取得到的蛋白水解酶，能将激肽原转化为激肽和血管舒张素。体外研究显示，尤瑞克林对离体动脉具有舒张作用，并可抑制血小板聚集、增强红细胞变形能力和氧解离能力。动物试验显示，尤瑞克林静脉注射可增加麻醉犬椎间、颈总和股动脉血流量，增加麻醉犬后肢、家兔肌肉血流量。家兔颈内动脉注入玻璃珠导致脑微血管损伤，静脉注射给予尤瑞克林可舒张脑血管、增加脑血液中血红蛋白含量，降低脑梗死面积的扩展，改善梗死引起的脑组织葡萄糖和氧摄取降低情况，同时还可改善葡萄糖代谢、自发性皮层脑电图异常。一般用法可将尤瑞克林 0.15 PNA 单位加入 50 mL 或 100 mL 生理盐水中，每日 1 次静脉滴注，一个疗程为 3 周。

（五）脑保护剂

缺血性脑卒中血管内治疗后会引发再灌注损伤，即持续或过度再灌注或长期缺血诱导的缺血性脑组织恶化的生化级联反应。因此，阻断生化级联反应的神经保护剂可能是改善脑卒中血管内治疗后再灌注损伤的有效方法之一。

谷红注射液为红花提取物及乙酰谷酰胺的复合制剂，已被广泛用于缺血性脑卒中血管内治疗的后续治疗，疗效显著。谷红注射液可通过改善抗氧化应激、抑制神经元凋亡及自噬、减轻神经免疫反应、降低血脑屏障通透性、改善微循环等机制发挥脑保护作用。有研究显示，动脉不闭塞型脑梗死患者血管内机械取栓治疗后早期应用谷红注射液可明显改善神经功能损伤，降低术后再闭塞的发生率。

国家Ⅰ类新药依达拉奉右莰醇注射用浓溶液由依达拉奉和右莰醇以 4 ：1 科学配比组成，兼具依达拉奉的抗氧化、自由基清除和右莰醇的抗炎、对抗谷氨酸兴奋性中毒作用，并且具有线粒体保护功能。其Ⅲ期研究（treatment of acute ischemic stroke with edaravone dexborneol，TASTE）结果显示，依达拉奉右莰醇注射用浓溶液相比对照依达拉奉显著提高了急性缺血性脑卒中患者90 天日常生活能力的比例。因此依达拉奉右莰醇注射用浓溶液理论上能够改善急性缺血性脑卒中患者血管内治疗后的神经功能，但确切的临床疗效和作用机制还有待进一步的研究验证。

（六）其他药物治疗

1. 降纤治疗

疗效尚不明确。可选药物有巴曲酶、降纤酶和安克洛酶等，使用中应注意出血并发症。

2. 中药制剂

应注意，无论是动脉溶栓后、机械取栓后或支架置入术后均可不同程度地造成血管内膜损伤，临床出现热证或痰热证表现，需及时辨证给予清热解毒、通腹泻热、凉血散瘀中药汤剂调理。

丹参、川芎嗪、三七和葛根素等制剂在临床常用，其通过活血化瘀而改善脑梗死症状，虽目前尚缺乏大规模临床试验证据，但均无明显副作用，值得大规模临床验证（具体内容参考本书脑梗死药物治疗相关内容）。

3. 营养神经药

疗效尚不确切，临床常根据经验个体化选择脑苷肌肽、小牛血清去蛋白注射液、奥拉西坦注射液等。

四、并发症及其相关药物治疗

缺血性脑卒中血管内治疗并发症包括围手术期并发症及远期并发症，前者是指术后 30 天内发生的神经功能缺失症状和其他血管病（如冠心病），后者是指手术 30 天后和手术有直接联系、导致神经功能损失症状的并发症，主要为手术血管的再狭窄。以下主要阐述围手术期的并发症及其相关药物治疗。

（一）脑缺血事件发作

脑缺血事件发作是血管内治疗后常见的一种并发症，包括短暂性脑缺血发作及急性脑梗死。其机制在于操作导致的动脉粥样硬化斑块、附壁血栓脱落或血管痉挛及动脉夹层；抗凝不足导致的导管内血栓形成或其他栓子引起的栓塞；术后低灌注等。其临床表现各异，可因受损血管支配功能区的不同而有多种神经功能缺损表现，如突发偏瘫、失语、抽搐，甚至意识不清等，严重者可危及生命。其预防的关键在于，出现血管痉挛时，立即停止或减少操作，必要时应用维拉帕米或罂粟碱等扩血管药。支架术后继续 1 ～ 6 个月双联抗血小板（常规方案为阿司匹林 100 mg 及氯吡格雷 75 mg，存在阿司匹林或氯吡格雷抵抗的患者可选用其他机制抗血小板药）治疗。一旦发现短暂性或持续性新发神经系统体征，应尽快评估并治疗相应血管。对急性血栓形成或栓塞者，必要时可急诊溶栓或取栓。对空气栓塞者，应尽早给予高压氧治疗。

（二）脑过度灌注综合征

脑过度灌注综合征（cerebral hyperperfusion syndrome，CHS）是脑血管狭窄被解除后，成倍增加的脑血流超过了脑血管的自动调节范围而产生的一种综合征，其发生率约为 1.2%，其中 0.3% ～ 1.8% 的患者可继发脑出血，死亡率高。其发生原因在于，动脉狭窄导致脑血管长期处于低灌注状态，支架置入术使原来狭窄、闭塞的血管恢复血流、血液重新分配，病灶周围组织自动调节功能丧失，导致血液过度灌注，引发脑水肿，甚至脑出血。可发生于术后即刻或数周内（多发于术后 1 周内）。表现为手术侧头痛、呕吐、欣快感、癫痫、发热、局灶性神经功能障碍等。头 CT 扫描显示半球肿胀、弥漫高密度征或脑出血。对于长期低灌注的患者，术后应密切监测脑血流量，应用不增加脑血流的降压药物，严格控制血压（常用乌拉地尔，具体用法见前文所述），对高危患者，血压应低于术前基础血压 20 ～ 30 mmHg（注意血压应大于 100/60 mmHg）。一旦确定患者出现脑高灌注综合征应立即对症处理，应用甘露醇（甘露醇用量根据患者脑水肿严重程度个体化选择）控制脑水肿。对于发生脑出血的患者遵脑出血处理原则治疗。

（三）出血转化

出血转化为缺血性脑卒中血管内治疗最严重的并发症之一，也是最主要的致死原因，包括脑出血及蛛网膜下腔出血。高血压、动脉粥样硬化、溶栓药物的使用、联合抗血小板或抗凝治疗、血管壁损伤、血管开通导致的高灌注等因素都会造成出血转化。临床表现以突发剧烈头痛最常见，轻者伴局灶性神经功能障碍或脑膜刺激征，重者可伴发恶心、呕吐及意识水平快速下降。怀疑发生出血转化且病情许可者，应尽快行头颅 CT 扫描。血管开通 24 小时内一旦发现症状性出血转化，应立即停止应用溶栓、抗凝和抗血小板聚集的药物；在保证脑灌注的前提下严格控制血压；应用冷沉淀（一旦确诊出血转化后立即送检纤维蛋白原水平，经验性输注 10 U 冷沉淀，随后继续输注，直至纤维蛋白原水平 ≥ 1.5 g/L）、抗纤维蛋白溶解剂（如氨基己酸：第一个小时静脉注射 4 g，随后 8 小时给予 1 g/h）；血小板减少者可输注血小板（8 ～ 10 U）；华法林相关出血可选用新鲜冰冻血浆（12 mL/kg）、凝血酶原复合物（20 ～ 50 U/kg，根据 INR 调整）、维生素 K（静脉注射 10 mg）等；对于药物相关的症状性脑出血，可根据病因选择逆转药物；必要时外科治疗。目前仍缺乏症状性出血转化后如何处理及何时重新使用抗栓药物的共识，对于无症状性出血转化者尚无特殊治疗建议。

(四) 血管内支架置入术后再狭窄

再狭窄是指支架术后血管内膜增生出现大于50%的支架内再狭窄。随着术后时间的延长其发生率逐渐增加。合并糖尿病等基础病变、支架对管壁的刺激或支架未完全覆盖病变、颈部动脉过度钙化或扭曲、球囊预扩时撕裂斑块下的平滑肌、支架前血管偏细、术后残余狭窄率高及颈内动脉床突段支架均可诱发再狭窄。可无症状，或表现为相应血管供血区的脑缺血性事件。无症状再狭窄可继续观察，对症状性再狭窄经综合评估后可再次球囊扩张、支架内支架置入、血管旁路术或颈动脉内膜剥脱术。药物涂层支架或生物可降解支架有望降低再狭窄的发生率。

(五) 血管迷走反射

缺血性脑卒中血管内治疗过程中球囊扩张或支架释放后刺激颈动脉窦压力感受器、术中大血管受牵拉、拔出血管鞘时及拔鞘后加压过度等均可引起迷走神经兴奋性增加。最常见于颈内动脉开口支架置入术，多发于术中及术后48小时内，可持续数分钟、数天至2周。主要表现为突发性低血压（发生率32.6%）及心率减慢（发生率15.9%），严重者可出现一过性心脏骤停，出现意识不清、抽搐等阿斯综合征表现。术前应做好心脏评估，对心动过缓者行阿托品试验或动态心电图检查，必要时术前安置临时心脏起搏器。术中备用阿托品及多巴胺。在球囊扩张和（或）支架置入前和（或）中，根据心率及血压，可预防性应用阿托品。若术中单纯血压过低，补液及应用多巴胺即可。若患者能够配合，必要时嘱其用力咳嗽。拔鞘后包扎要适度。注意颈动脉窦敏感性的个体差异。

（六）其他并发症

1. 造影剂过敏

主要为 IgE 介导的过敏反应。老年人、既往过敏性疾病史、血液病、代谢病、脱水、服用 β 受体阻滞剂类药物均是其危险因素。可表现为脸红、瘙痒、皮疹，严重者支气管痉挛、抽搐、意识丧失、心律失常、休克，甚至危及生命。对于高危患者，可预防性用抗组胺类药物、皮质类固醇激素。严重过敏甚至发生过敏性休克时应尽快首选肾上腺素 0.3 ~ 0.5 mg/ 次，股外侧肌注射，必要时重复或静脉注射。

2. 造影剂肾病

造影剂肾病（contrast-induced nephropathy，CIN）指用造影剂后 7 小时内血肌酐增加 ≥ 25% 或 0.5 mg/dL（44.2 μmol/L）。多无明显不适，或表现为急性肾功能不全的症状，严重者危及生命。注重危险因素识别及术后观察，做好术前评估，尽量选择低渗或等渗造影剂并限制用量，术前、术中、术后充分静脉补充生理盐水或碳酸氢钠水化。

3. 造影剂脑病

造影剂脑病（contrast-induced encephalopathy，CIE）指应用碘造影剂后短时间内出现的精神行为异常、意识障碍、癫痫发作、肢体瘫痪等中枢神经系统损害，并排除脑出血和其他脑部疾病者。该病发生率低，机制尚不清楚，患者可表现为突然烦躁不安、意识模糊、抽搐，对周围人及空间失去定向力，记忆障碍，视力或视野部分或完全损害，但瞳孔大小、形状及对光反射正常，也可表现为各种形式的肢体瘫痪、失语、失用，或发热、头痛、颈抵抗等无菌性脑膜炎。由于发生率低，目前尚无循证医学治疗证据，主要是补液及对症处理，对无禁忌证者可适当使用类固醇激素。

4. 与操作相关的并发症

与操作相关的并发症包括操作诱发原发病的改变及操作之际引起的并发症。可表现为穿刺部位皮下淤血，假性动脉瘤或动静脉瘘，后腹膜血肿，甚至休克。应细致规范穿刺，术后依穿刺肢体的肤色及动脉搏动适度加压包扎。血肿、假性动脉瘤、动静脉瘘经局部压迫，多可缓解或消失。压迫无效的假性动脉瘤可在超声引导下经皮穿刺注射促凝物质（如凝血酶）。

5. 其他

罕见，包括以唾液腺肿大为主的碘源性涎腺炎，以头面皮肤及口唇肿胀为主的血管源性水肿等，多可自愈，必要时可给予类固醇激素治疗。

（冯娟　高利）

第二节　出血性脑卒中血管内治疗

出血性脑卒中（hemorrhagic stroke，HS）包括脑出血（intracerebral hemorrhage，ICH）和蛛网膜下腔出血（subarachnoid hemorrhage，SAH），是一类严重的脑血管疾病，发生率约占脑卒中的20%，预后较差，致残率和死亡率较高。近年来血管内治疗也广泛应用于颅内动脉瘤、脑血管畸形等疾病中，并且随着各种新材料、新技术的不断出现，治疗范围不断扩大，疗效越来越好。出血性脑卒中血管内治疗后药物治疗也在不断探索中。

一、血管内治疗

出血性脑卒中的血管内治疗常用方案如下。

1. 脑动脉瘤介入治疗

颅内动脉瘤弹簧圈栓塞术是目前首选的介入

治疗方式。在 DSA 的监视下，经微导管向动脉瘤腔内送入弹簧圈后解脱留置，通过弹簧圈的机械闭塞及继发的腔内血栓形成，将动脉瘤隔绝于载瘤动脉的血液循环之外，从而达到防止动脉瘤破裂的目的。近年来，在单纯弹簧圈栓塞的基础上，依据动脉瘤大小、部位、瘤颈宽度等因素发展出球囊辅助栓塞、支架辅助栓塞、弹簧圈联合液体栓塞剂栓塞等技术。

2. 脑血管畸形介入治疗

脑血管畸形是指脑血管的先天性非肿瘤性发育异常，包括动静脉畸形、海绵状血管瘤、毛细血管扩张症和静脉畸形，动静脉畸形最为常见，可导致一系列的脑血流动力学紊乱，造成颅内出血等临床表现。当前可用液体栓塞剂材料（如 Onyx 胶和 NBCA 胶等）进行血管内介入栓塞治疗。

二、一般处理及药物治疗

1. 降低高颅内压

主要使用脱水剂，如甘露醇、呋塞米、甘油果糖或甘油氯化钠，也可酌情使用白蛋白。

2. 调控血压

原则是防止血压过高导致再出血，同时维持脑灌注压。若平均动脉压 > 125 mmHg 或收缩压 > 180 mmHg，可在血压监测下持续输注短效安全的降压药，如尼卡地平、拉贝洛尔和艾司洛尔等。一般应将收缩压控制在 160 mmHg 以下。

3. 脑血管痉挛防治

早期口服或静脉泵入尼莫地平可改善蛛网膜下腔出血患者预后，其他钙通道拮抗剂的疗效仍不确定。

4. 癫痫防治

在蛛网膜下腔出血后的早期，对患者预防性应用抗惊厥药，但不应长期应用。如果患者有癫痫发作史、脑实质血肿、脑梗死或大脑中动脉动脉瘤，可考虑使用。

（冯娟）

参考文献

[1] 贾建平，陈生弟. 神经病学. 8 版. 北京：人民卫生出版社，2018.

[2] 脑卒中防治工程委员会. 中国脑卒中防治指导规范（2021 年版）.（2021-08-31）[2024-08-27]. http://www. nhc. gov. cn/yzygj/s3593/202108/50c4071a86df4bfd966 6e9ac2aaac605. shtml.

[3] CHALOS V，R AVDG，ROOZENBEEK B，et al. Multicenter randomized clinical trial of endovascular treatment for acute ischemic stroke. The effect of periprocedural medication：acetylsalicylic acid，

unfractionated heparin, both, or neither (MR CLEAN-MED). Rationale and study design. Trials, 2020, 21 (1): 644.

[4] 中国卒中学会中国脑血管病临床管理指南撰写委员会. 中国脑血管病临床管理指南（节选版）—— 缺血性脑血管病临床管理. 中国卒中杂志, 2019, 14 (7): 709-726.

[5] CHENG Z, GENG X, TONG Y, et al. Adjuvant high-flow normobaric oxygen after mechanical thrombectomy for anterior circulation stroke: a randomized clinical trial. NeuroTherapeutics, 2021, 18 (2): 1188-1197.

[6] GOLDHOORN R B, VAN DE GRAAF R A, VAN REES J M, et al. Endovascular treatment for acute ischemic stroke in patients on oral anticoagulants: results from the MR CLEAN registry. Stroke, 2020, 51 (6): 1781-1789.

[7] 中华医学会神经病学分会, 中华医学会神经病学分会脑血管病学组, 中华医学会神经病学分会神经血管介入协作组. 中国急性缺血性脑卒中早期血管内介入诊疗指南 2018. 中华神经科杂志, 2018, 51(9): 683-691.

[8] JOHNSTON S C, AMARENCO P, DENISON H, et al. Ticagrelor and aspirin or aspirin alone in acute ischemic stroke or TIA. N Engl J Med, 2020, 383 (3): 207-217.

[9] MAZIGHI M, RICHARD S, LAPERGUE B, et al. Safety and efficacy of intensive blood pressure lowering after successful endovascular therapy in acute ischaemic

stroke（BP-TARGET）: a multicentre, open-label, randomised controlled trial. The Lancet Neurology, 2021, 20（4）: 265-274.

[10] RASMUSSEN M, SCHÖNENBERGER S, HENDÈN P L, et al. Blood pressure thresholds and neurologic outcomes after endovascular therapy for acute ischemic stroke: an analysis of individual patient data from 3 randomized clinical trials. JAMA neurology, 2020, 77（5）: 622-631.

[11] TANG L, TANG X, YANG Q. The application of tirofiban in the endovascular treatment of acute ischemic stroke: a meta-analysis. Cerebrovasc Dis, 2021, 50（2）: 121-131.

[12] 李莉, 赵鑫, 夏章勇, 等. 急性大血管闭塞性脑卒中血管内治疗的研究进展. 中华老年心脑血管病杂志, 2020, 22（5）: 553-555.

[13] 田雨, 胡晓. 替罗非班在急性脑梗死中应用的研究进展. 中国医药, 2021, 16（5）: 763-767.

[14] VAN DE GRAAF R A, ZINKSTOK S M, CHALOS V, et al. Prior antiplatelet therapy in patients undergoing endovascular treatment for acute ischemic stroke: results from the MR CLEAN registry. J Stroke Cerebrovasc Dis, 2021, 16（4）: 476-485.

[15] YAGHI S, DEHKHARGHANI S, RAZ E, et al. The effect of hyperglycemia on infarct growth after reperfusion: an analysis of the DEFUSE 3 trial. J Stroke Cerebrovasc Dis, 2021, 30（1）: 105380.

第七章

脑血管病一级预防的药物治疗

一级预防又称为病因预防，指从宏观的危险因素出发，采取措施，预防疾病的发生。2013年中国脑卒中预防项目中一项脑卒中患病情况调查显示，我国脑卒中患病率为2.08%。2019年我国脑血管病的死亡率为149.56/10万，占总死亡人数的22.17%，位居死亡原因中的第三。2018年我国公立医院脑梗死出院人数为3 732 142人，平均住院10.3天，人均医疗费用9409.7元，脑出血出院人数为564 131人，平均住院14.5天，人均医疗费用19149.2元。脑血管病一级预防的重要性不言而喻。

一、脑血管病的风险评估

目前国际上常用的脑卒中风险评估模型为美国弗明汉脑卒中风险评分（Framingham stroke risk profile，FSRP）模型，而中国动脉粥样硬化性心血管疾病风险预测研究（prediction for atherosclerotic cardiovascular disease risk in China，China-PAR）脑卒中模型则更加适合国人。China-

PAR 脑卒中模型的纳入变量包括年龄、吸烟史、腹围、收缩压、高血压治疗、总胆固醇、高密度脂蛋白、糖尿病、房颤、居住地及脑卒中家族史等，医生可借助此模型来评估风险并调整危险因素的一级预防。

二、脑血管病的危险因素

脑血管病的危险因素如图 7-1 所示。

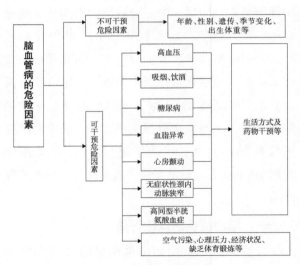

图 7-1　脑血管病的危险因素

三、脑血管病的药物治疗

（一）降压药物在脑血管病一级预防中的应用

可用于一级预防的降压药有 β 受体阻滞剂、噻嗪类利尿剂、血管紧张素Ⅱ受体拮抗剂（angiotensin Ⅱ receptor blocker，ARB）、ACEI、钙通道阻滞剂（calcium channel blocker CCB）等。普遍的共识是脑卒中的一级预防取决于血压控制的水平而不是降压药类别的选择，各种类型的降压药均可使用，应基于患者的不同情况个体化使用，如钙通道阻滞剂类可有效保护神经和血管，但同时其有造成心力衰竭的风险，而合并有糖尿病的患者使用ACEI和ARB类效果更佳。有关降压药物的选择简化流程见图7-2。

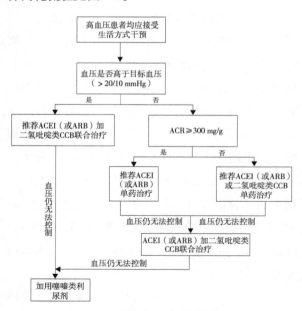

图7-2　降压药物的选择简易流程

有证据表明，收缩压下降 10 mmHg 或舒张压下降 5 mmHg 即可将初次脑卒中发作的风险降低 40%。目前国内指南推荐的降压目标：普通高血压患者应将血压降至＜ 140/90 mmHg；伴糖尿病或蛋白尿肾病的高血压患者应进一步降低至 130/80 mmHg；65 ～ 79 岁老年人可根据具体情况降至＜ 150/90 mmHg，如能耐受，还应进一步降低至＜ 140/90 mmHg；≥ 80 岁的老人血压一般降至＜ 150/90 mmHg。

1. 高血压药物治疗流程

（1）优选单片复方制剂，若无单片复方制剂或患者不能负担，可自由组合；若条件限制，则选用任何能降低血压的药物。对于 1 级高血压的低危患者、80 岁以上的老年患者或身体虚弱的患者，考虑单药治疗。如不符合上述治疗条件，则优先选用两种药物（即肾素 - 血管紧张素 - 醛固酮系统阻滞剂 + CCB）小剂量联合治疗（最大推荐剂量的 1/2）；脑卒中后、老年、早期心力衰竭、钙通道受体阻滞剂不耐受的患者，考虑 ACEI 或 ARB 类药物联合噻嗪类药物；当 eGFR ＜ 45 mL/（min · 1.73 m^2）或钾＞ 4.5 mmol/L 时，慎用螺内酯或其他保钾利尿剂。

（2）有其他合并症的高血压：合并冠状动脉疾病时，肾素 - 血管紧张素 - 醛固酮系统阻滞剂和

β 受体阻滞剂为一线推荐药物；合并心力衰竭时，肾素 - 血管紧张素 - 醛固酮系统阻滞剂、β 受体阻滞剂、醛固酮受体拮抗剂为一线用药；高血压合并慢性肾病时，一线推荐肾素 - 血管紧张素 - 醛固酮系统阻滞剂，可以使用CCB，如eGFR ＜ 30 mL/（min • 1.73 m²），可使用袢利尿剂；高血压合并慢性阻塞性肺疾病时，β 受体阻滞剂应在特定（如冠心病、心力衰竭）患者中使用；高血压合并糖尿病时，优先使用肾素 - 血管紧张素 - 醛固酮系统阻滞剂，必要时使用 CCB 或噻嗪类利尿剂；高血压合并高脂血症或炎症性风湿病时，一线推荐肾素 - 血管紧张素 - 醛固酮系统阻滞剂和 CCB。

2. 联合用药

（1）二药联合

1）ACEI 或 ARB + 噻嗪类利尿剂：合用有协同作用，ACEI 和 ARB 可使血钾水平轻度上升，以拮抗长期应用噻嗪类利尿剂所致的低血钾等不良反应。

2）二氢吡啶类 CCB + ACEI 或 ARB：CCB 可直接扩张动脉，而 ACEI 或 ARB 既可扩张动脉又可扩张静脉，故两药合用有协同降压作用。ACEI 或 ARB 也可部分拮抗 CCB 所致反射性交感神经张力增加、心率加快、踝部水肿等不良反应。

3）二氢吡啶类 CCB + 噻嗪类利尿剂：合用可

降低高血压患者脑卒中发生的风险。

4）二氢吡啶类 CCB + β 受体阻滞剂：CCB 可扩张血管和轻度增加心率，从而抵消 β 受体阻滞剂的血管收缩及减慢心率的作用。

我国临床主要推荐应用的优化联合治疗方案：二氢吡啶类 CCB + ARB；二氢吡啶类 CCB + ACEI；ARB + 噻嗪类利尿剂；ACEI + 噻嗪类利尿剂；二氢吡啶类 CCB+ 噻嗪类利尿剂；二氢吡啶类 CCB + β 受体阻滞剂。

可以考虑使用的联合治疗方案：利尿剂 + β 受体阻滞剂；α 受体阻滞剂 + β 受体阻滞剂；二氢吡啶类 CCB + 保钾利尿剂；噻嗪类利尿剂 + 保钾利尿剂。

不常规推荐但必要时可慎用的联合治疗方案：ACEI + β 受体阻滞剂；ARB + β 受体阻滞剂；ACEI + ARB；中枢作用药 + β 受体阻滞剂。

（2）三药联合：在上述各种两药联合方式中加上另一种降压药物便构成三药联合方案，其中二氢吡啶类 CCB+ACEI（或 ARB）+ 噻嗪类利尿剂组成的联合方案最为常用。

（3）四药联合：主要适用于难治性高血压患者，可以在上述三药联合基础上加用第 4 种药物，如 β 受体阻滞剂、醛固酮受体拮抗剂、氨苯蝶啶、可乐定或 α 受体阻滞剂等。

（二）降脂药在脑血管病一级预防中的应用

1. 化学药物

高胆固醇血症与缺血性脑血管病有关，而低胆固醇血症与出血性脑血管病有关。在早发动脉粥样硬化患者的一级亲属中（包括 < 20 岁的儿童和青少年）可进行家族性高胆固醇血症的筛查，确诊后应考虑给予他汀类药物治疗；40 岁以上男性和绝经后的女性应每年进行血脂检查；脑卒中高危人群建议定期（3 ～ 6 个月）检测血脂。推荐他汀类药物作为首选药物，以降低 LDL-C 水平并作为防控 ASCVD 危险的首要干预靶点。根据 ASCVD 风险设定 LDL-C 目标值：极高危者 LDL-C < 1.8 mmol/L（70 mg/dL）；高危者 LDL-C < 2.6 mmol/L（100 mg/dL）。LDL-C 基线值较高不能达标者，LDL-C 水平至少降低 50%，极高危患者 LDL-C 基线水平如果能达标，LDL-C 水平仍应降低 30% 左右。可以考虑在给予他汀类药物基础上联合使用依折麦布，用于急性冠脉综合征、合并糖尿病或其他高危因素患者预防脑卒中。对于不能耐受他汀类药物治疗或他汀类药物治疗未达标的患者，可考虑联合使用非他汀类降脂药物，如纤维酸衍生物、烟酸、依折麦布或 PCSK9 抑制剂。

（1）他汀类药物：他汀类药物为降胆固醇治疗的首选药物，初始治疗可选择中等强度他汀类药物，包括阿托伐他汀 10 ～ 20 mg/d、瑞舒伐他汀 5 ～ 10 mg/d、氟伐他汀 80 mg/d、普伐他汀 40 mg/d、辛伐他汀 20 ～ 40 mg/d、匹伐他汀 2 ～ 4 mg/d。治疗 4 ～ 6 周后复查血脂，LDL-C 达到相应目标值则继续维持长期治疗。

（2）依折麦布（胆固醇吸收抑制剂）：中等强度他汀类药物治疗后，LDL-C 不能达标者可加用依折麦布。依折麦布常用剂量为 10 mg/d。

（3）普罗布考：常用剂量为 0.5 g/次，2 次/日。主要适用于高胆固醇血症，尤其是纯合子型家族性高胆固醇血症及黄色瘤患者，有减轻皮肤黄色瘤的作用。常见不良反应为胃肠道反应，也可引起头晕、头痛、失眠、皮疹等，极为少见的严重不良反应为 QT 间期延长。室性心律失常、QT 间期延长、血钾过低者禁用。

（4）胆酸螯合剂：考来烯胺 5 g/次，3 次/日；考来替泊 5 g/次，3 次/日；考来维仑 1.875 g/次，2 次/日。与他汀类药物联用，可明显提高调脂疗效。常见不良反应有胃肠道不适、便秘、影响某些药物的吸收。此类药物的绝对禁忌证为异常 β 脂蛋白血症和血清 TG > 4.5 mmol/L（400 mg/dL）。

（5）PCSK9 抑制剂：可用于最大耐受剂量他汀/依折麦布治疗后 LDL-C 仍不达标的急性冠脉综合征患者。联合降脂治疗能够提高 LDL-C

达标率，降低 ASCVD 事件再发生率。依洛尤单抗注射型针剂（140 mg 皮下注射，每 2 周 1 次，或 420 mg 皮下注射，每月 1 次）、阿利西尤单抗（75 mg 皮下注射，每 2 周 1 次，如需进一步降低 LDL-C 则可调整至最大剂量，即 150 mg，每 2 周 1 次）。

2. 中成药

（1）血脂康胶囊：血脂康胶囊为中药红曲的提取物，临床研究证实其对血脂各组分下降幅度与起始剂量普伐他汀或辛伐他汀的降脂幅度相近。CCSPS 研究表明，血脂康在冠心病二级预防中能明显减少心血管事件和降低死亡率。此药药性温和，对肥胖及血脂增高者可不必辨证直接使用，其常用剂量为 0.6 g/ 次，每日 2 次。

（2）脂必泰：是一种红曲与中药（山楂、泽泻、白术）的复合制剂，具有轻、中度降低胆固醇作用，临床不良反应少见，辨证为脾虚生湿者使用更佳。其常用剂量为 0.24 ～ 0.48 g/ 次，每日 2 次。

血脂异常的一级预防流程如图 7-3 所示。

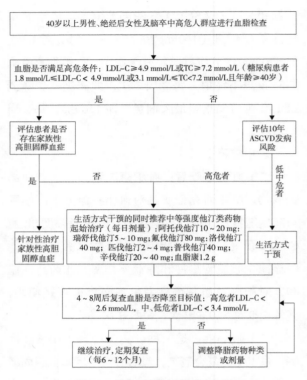

图 7-3　血脂异常的一级预防流程

（三）降糖药在脑血管病一级预防中的应用

尽管糖尿病是脑卒中的危险因素，但过度降糖反而是有害的。相关研究显示，与糖化血红蛋白控制目标值在 7% ～ 7.9% 的患者相比，将控制目标值在 6% 以下的患者脑卒中风险并无减少，且死亡率有统计意义上的轻度升高。与降压药相同，降糖药同样没有种类上的特殊要求，目前推荐糖化血红蛋白应控制在 7% 以下，同时 40 ～ 75 岁的糖尿病患者还应同时服用 3- 羟基 -3- 甲基戊二酰辅酶 A 还原酶抑制剂以预防脑卒中的发生。

（四）抗凝药物在脑卒中一级预防中的应用

小于 65 岁的房颤患者并且 CHA2DS2-VASc 评分为 0 分的男性或评分为 1 分的女性无需接受抗凝治疗。对于 CHA2DS2-VASc 评分 2 分及以上的患者和评分为 1 分的男性患者，房颤往往需要通过抗凝来预防脑卒中的发生。瓣膜性房颤患者推荐选用华法林进行抗凝，而在非瓣膜性心房颤动（nonvalvular atrial fibrillation，NVAF），一些临床试验证据表明直接口服抗凝药（direct oral anticoagulants，DOACs）的效果要优于华法林，且使用华法林需反复进行。此外，华法林与食物、酒精和药物有多种相互作用，这会造成进一步的不便，使坚持治疗更加困难。推荐使用 DOACs，如阿哌沙班、达比加群酯、依度沙班、利伐沙班。如果 DOACs 为禁忌、不能耐受或不适宜，如患有抗磷脂综合征的患者，则使用维生素 K 拮抗剂。已经使用维生素 K 拮抗剂且病情稳定的患者则继续使用当前用药即可。医生可通过比较不同药物的风险和获益并结合患者意见综合考虑最适宜的用药。如果患者对抗凝不耐受还可以使用左心耳封堵术。

房颤的一级预防流程如图 7-4 所示。

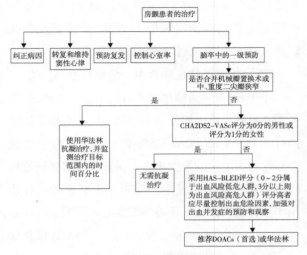

图 7-4 房颤的一级预防流程

（五）戒烟药物在脑卒中一级预防中的应用

戒烟药物可以缓解戒断症状，辅助有戒烟意愿的吸烟者提高戒烟成功率。对于存在药物禁忌或使用戒烟药物后疗效尚不明确的人群（如非燃吸烟草制品使用者、每日吸烟少于 10 支者、孕妇、哺乳期妇女及未成年人等），目前尚不推荐使用戒烟药物。目前我国已被批准使用的戒烟药物有尼古丁贴片、尼古丁咀嚼胶（非处方药）、盐酸安非他酮缓释片（处方药）、伐尼克兰（处方药）。

（1）尼古丁替代疗法类药物：不同剂型的尼古丁替代疗法类药物在戒烟疗效方面无显著差别，可遵从戒烟者的意愿选择。疗程应至少达到12周。单一药物减轻戒断症状不明显时，可联合使用两种药物（如联合使用贴片和咀嚼胶）。

（2）盐酸安非他酮缓释片：吸烟者应在戒烟日前1周开始使用药物，并至少使用7周。孕期或哺乳期妇女及未成年人禁止使用盐酸安非他酮缓释片。常见不良反应包括口干、失眠和头痛等。

（3）伐尼克兰：伐尼克兰可使长期戒烟率提高2倍以上。应在戒烟日前1周开始使用，并规律使用12周。孕期或哺乳期妇女及未成年人禁止使用伐尼克兰。应监测戒烟者使用伐尼克兰的不良反应，常见的不良反应包括恶心、异常梦境和睡眠障碍。

（六）治疗肥胖药物在脑卒中一级预防中的应用

我国目前批准的药物只有胃肠道脂肪酶抑制剂奥利司他，用于18岁及以上成人肥胖和体重超重（BMI $\geqslant$ 24 kg/m^2）患者的治疗。

（1）禁用人群：18岁以下儿童、妊娠及哺乳期妇女；对奥利司他或药物制剂中任何成分过敏的患者；慢性吸收不良综合征、胆汁淤积症患者；器质性肥胖患者（如甲状腺功能减退）；器官移植者及服用环孢素患者；未超重者。

（2）不良反应：主要为胃肠道不适，如油性斑点、胃肠排气增多、大便紧急感、脂肪（油）性大便、脂肪泻、大便次数增多、大便失禁。

（宋珏娴　高利）

参考文献

[1]　国家卫生健康委员会.中国卫生健康统计年鉴（2022）.北京：中国协和医科大学出版社，2022.

[2]　中国心血管健康与疾病报告（2019）节选二：脑血管病.心脑血管病防治，2020，20（6）：544-552.

[3]　薛明，周脉耕.中国死因监测数据集.北京：北京科学技术出版社，2020.

[4]　XING X，YANG X，LIU F，et al. Predicting 10-year and lifetime stroke risk in chinese population. Stroke，2019，50（9）：2371-2378.

[5]　PANDIAN J D，GALL S L，KATE M P，et al. Prevention of stroke：a global perspective. Lancet，2018，392（10154）：1269-1278.

[6]　林果为.实用内科学.北京：人民卫生出版社，2017.

[7]　中华医学会神经病学分会，中华医学会神经病学分会脑血管病学组.中国脑血管病一级预防指南2019.中华神经科杂志，2019，52（9）：684-709.

[8]　邢辰.《ISH2020国际高血压实践指南》全球首发.中华医学信息导报，2020，35（9）：16.

[9]　中国高血压防治指南修订委员会，高血压联盟（中

国），中华医学会心血管病学分会中国医师协会高血压专业委员会.中国高血压防治指南（2018 年修订版）.中国心血管杂志，2019，24（1）：24-56.

[10] 王清海.高血压中西医结合研究与临床.北京：人民卫生出版社，2013.

[11] 中华医学会糖尿病学分会.中国 2 型糖尿病防治指南（2020 年版）（上）.中国实用内科杂志，2021，41（8）：668-695.

[12] 中华医学会糖尿病学分会.中国 2 型糖尿病防治指南（2020 年版）（下）.中国实用内科杂志，2021，41（9）：757-784.

[13] 中华医学会心血管病学分会高血压学组，中华心血管病杂志编辑委员会.中国高血压患者血压血脂综合管理的专家共识.中华心血管病杂志，2021，49（6）554-563.

[14] 中华人民共和国国家卫生和计划生育委员会.中国临床戒烟指南（2015 年版）.中华健康管理学杂志，2016，10（2）：88-95.

[15] 中华医学会，中华医学会临床药学分会，中华医学会杂志社，等.肥胖症基层合理用药指南.中华全科医师杂志，2021，20（5）：530-532.